La superprotección de la salud con NRF2

Contenido

Prólogo

En el presente libro se han traducido una serie de documentos publicados en diversas revistas científicas a nivel internacional. Estos trabajos poseen la característica de estar en acceso abierto, es decir, tienen libre acceso del público. El propósito fundamental es difundir el conocimiento actual acerca del factor de transcripción Nrf2 y para ello se han buscado estos trabajos científicos de alto valor que están en las bases de datos más reconocidas de las plataformas de investigación. El doctor Cesar Timaure, ha realizado la traducción y ponderación de las citas y referencias más importantes para colocar al público mundial toda la información posible en cuanto al potencial que tiene este factor de la biología, pero el valor de las investigaciones pertenecen completamente a los autores citados. Se han respetado las ideas de los científicos referenciados, así como sus posturas en relación con este factor de transcripción. En todo caso, el conocimiento sobre este tema va evolucionando día a día, de tal manera que hay una actualización permanente de los datos expresados en este libro, los cuales podrán verse en una próxima publicación.

Se utilizan con profusión las abreviaturas químicas relacionadas con las investigaciones médicas en este campo. De igual forma, en la parte final del libro se mencionan los productos que poseen mayor efectividad en cuanto a la potenciación del Nrf2.

Introducción

Nrf2 es un factor de transcripción perteneciente a la familia cap-n-collar (CNC), que se une al elemento de unión CNC-sMaf (CsMBE) o al elemento de respuesta antioxidante/electrófilo (ARE/EpRE) formando un heterodímero con uno de los factores sMaf. En condiciones sin estrés, Nrf2 es ubiquitinado por el complejo de ubiquitina ligasa E3 basado en la proteína 1 asociada a ECH similar a Kelch (Keap1) y degradado a través de la vía del proteasoma. Cuando las células están expuestas a estrés, como especies reactivas de oxígeno (ROS) o electrófilos, los residuos de cisteína reactiva de Keap1 son modificados por los factores estresantes y la ubiquitinación de Nrf2 se detiene. Nrf2 se estabiliza y se traslada al núcleo, lo que induce la expresión de enzimas citoprotectoras, desintoxicantes y antioxidantes. Nrf2 también alivia la respuesta inflamatoria al regular la expresión de citocinas proinflamatorias. Este sistema de respuesta citoprotector se conoce como el sistema Keap1-Nrf2 (1).

Nrf2, codificado por el gen NFE2L2, pertenece a la familia de factores de transcripción Cap'n'collar (CNC). La proteína Nrf2 se compone de 605 aminoácidos y contiene siete dominios funcionales altamente conservados, llamados Nrf2-ECH homology 1 (Neh1)-Neh7. Neh1 tiene un motivo de cremallera de leucina de región básica (bZIP) que se requiere para la combinación con proteínas pequeñas de fibrosarcoma musculoaponeurótico (sMaf) y media la unión de elementos de respuesta antioxidante (ARE) de Nrf2 en el núcleo, promoviendo así la transcripción de varias enzimas antioxidantes (2). Neh2 contiene dos motivos, ETGE y DLG, que son responsables de la interacción con la proteína 1 asociada a ECH similar a Kelch (Keap1) y la subsiguiente ubiquitinación dependiente de Keap1 y la degradación proteasomal de Nrf2 (3).

Neh3 modula la activación de genes dependientes de ARE al unirse al coactivador de transcripción, CHD6. Análogamente, Neh4 y Neh5 pueden interactuar con la proteína de unión al elemento de respuesta cAMP (CREB) y la proteína de unión (CBP) y facilitar la activación de la transcripción. Neh6 tiene motivos DSGIS y DSAPGS que pueden unirse a la proteína que contiene repeticiones de β-transducina (β-TrCP) y participa en la degradación independiente de keap1 de Nrf2. Neh6 también media en la fosforilación de Nrf2 por la glucógeno sintasa quinasa-3β (GSK-3β). Neh7 es responsable de

la inhibición de la vía de señalización de Nrf2-ARE a través de la

unión al receptor X retinoico α (RXRα) (3). Ver figura 1.

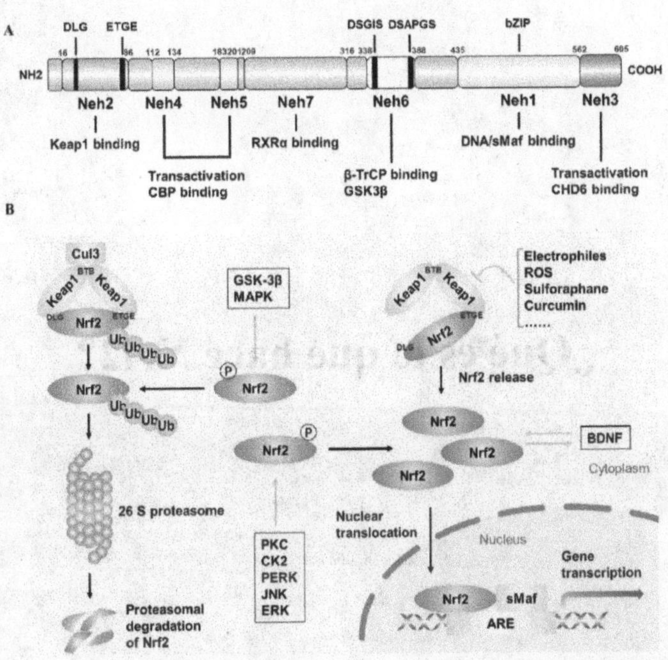

Fuente: (3)

Figura 1. La estructura y regulación de Nrf2. (A) La estructura

fundamental de Nrf2. (B) Regulación de Nrf2 dependiente e

independiente de Keap1.

¿Qué es lo que hace Nrf2?

NRF2 regula la respuesta al estrés antioxidante y la desintoxicación de drogas

Desde que NRF2 se descubrió por primera vez en 1994 como miembro de la familia de factores de transcripción CNC-bZIP humanos para la estimulación transcripcional de los genes de beta-globina, en las últimas décadas, muchos estudios han revelado el papel principal de NRF2 como factor de transcripción para la respuesta al estrés antioxidante y la desintoxicación de drogas. La expresión inducida por NRF2 de genes citoprotectores que contienen ARE en respuesta al estrés celular forma una red de enzimas cooperantes involucradas en la reacción de desintoxicación de fármacos de fase I, II y III y la eliminación de prooxidantes para mantener la homeostasis celular (4).

Las enzimas de fase I median reacciones de oxidación, reducción e hidrolíticas de xenobióticos, incluyendo NQO1, carbonil reductasas (CBR), aldo-ceto reductasas (AKR) y aldehído deshidrogenasa 1 (ALDH1), y ciertas citocromo P450 oxidorreductasas citocromo

P450 (CYP). Las enzimas de fase II se refieren tradicionalmente a las enzimas que catalizan las reacciones de conjugación, como la glutatión S-transferasa (GST), la UDP-glucuronosiltransferasa (UGT), las enzimas de síntesis del ácido UDP-glucurónico y HO-1. Las enzimas de la fase III transportan los metabolitos conjugados después de la fase II y son principalmente transportadores de salida de fármacos, como las proteínas asociadas a la resistencia a múltiples fármacos (MDR), la proteína resistente al cáncer de mama (BCRP), el casete de unión a ATP g5 (ABCG5) y g8 (ABCG8) (4).

Las vías antioxidantes generales inducidas por NRF2 incluyen enzimas para la producción, utilización y regeneración de glutatión reducido (GSH). Las subunidades de glutamato-cisteína ligasa catalíticas (GCLC) y moduladoras (GCLM), así como la glutatión sintetasa (GSS), son los tres objetivos de NRF2 involucrados en la síntesis de GSH. Las enzimas del ciclo redox tiorredoxina, tiorredoxina reductasa, sulfiredoxina, peroxirredoxina, glutatión peroxidasa, superóxido dismutasa 1 (SOD1) y catalasa (CAT), y varias glutatión S-transferasas, que son las enzimas que median en la eliminación de especies reactivas de oxígeno (ROS) , son todos objetivos NRF2. La glutatión reductasa (GR) media la reducción de glutatión para la regeneración de GSH a expensas de NADPH, que también es un cofactor utilizado en reacciones anabólicas. Estas proteínas citoprotectoras integrales codificadas por genes diana NRF2 son esenciales para la protección contra una variedad de agresiones tóxicas y oxidativas y, por lo tanto, muchas enfermedades que tienen estrés oxidativo como características patológicas subyacentes, incluidas las enfermedades cardiovasculares, el síndrome metabólico, la degeneración neuronal, los trastornos autoinmunitarios y el cáncer (4).

NRF2 regula la reprogramación metabólica

Las señales ambientales pueden alterar las funciones celulares, incluidos los cambios metabólicos. La activación transitoria de NRF2 como respuesta al estrés media los programas celulares que intentan mantener la homeostasis si el daño causado por los estímulos tóxicos es reparable. NRF2 afecta múltiples aspectos del metabolismo y la función mitocondrial, desde la absorción de nutrientes, el metabolismo anabólico, la biosíntesis macromolecular hasta el metabolismo energético que respalda el crecimiento y la proliferación celular. Una plétora de evidencia apoya un papel clave para NRF2 en la reprogramación del metabolismo del cáncer (4).

La mayor parte de la evidencia provino del análisis de secuenciación de inmunoprecipitación de cromatina (ChIP-Seq) de genes diana NRF2 en líneas celulares o en tejidos de ratón donde NRF2 está activado o eliminado para comparar con las células de tipo salvaje. Esos estudios identificaron numerosos genes objetivo de NRF2 que regulan la glucólisis, la vía de las pentosas fosfato (PPP), el metabolismo de los ácidos grasos, el metabolismo de la glutamina y el metabolismo del glutatión. Los efectos de NRF2 sobre el metabolismo pueden ser no autónomos. El aumento de la activación de NRF2 en el cáncer conduce a metabolitos secretados que pueden afectar el microambiente tumoral. En el cerebro, la expresión de NRF2 es mayor en los astrocitos y la microglía que en las neuronas. La diafonía entre los astrocitos y las neuronas acopla el metabolismo intermedio con la homeostasis redox y los astrocitos vecinos proporcionan a las neuronas los precursores de GSH que incluyen glicina, glutamato/glutamina y cisteína, así como otros metabolitos para apoyar el funcionamiento de las neuronas (4).

NRF2 regula al alza la glucólisis aeróbica y la síntesis de glucógeno, pero inhibe la gluconeogénesis

La activación constitutiva de NRF2 se ha observado en muchos cánceres humanos que tienen malos pronósticos y NRF2 contribuye a la glucólisis aeróbica para producir precursores anabólicos para los componentes básicos del crecimiento tumoral con una producción de energía mucho menos eficiente, un estado conocido como efecto Warburg. NRF2 induce la expresión del transportador de glucosa GLUT1 que permite una mayor importación de glucosa en el flujo glucolítico. Entre la vía de la glucólisis, NRF2 induce la expresión de varias enzimas glucolíticas clave, incluidas la hexoquinasa 1 y 2 (HK1/2), glucosa fosfato isomerasa 1 (GPI1), 6-fosfofructo-2-quinasa (PFK2), PFK4, fructosa-bisfosfato aldolasa A (ALDA), enolasa 1 (ENO1), ENO4, isoforma muscular de piruvato quinasa 2 (PKM2) para aumentar el flujo glucolítico y mantener el tamaño de las reservas de intermediarios glucolíticos para reacciones anabólicas (4).

La piruvato quinasa (PK) cataliza el paso final de la glucólisis, convirtiendo el fosfoenolpiruvato (PEP) en piruvato mientras fosforila el ADP en ATP. PKM2 se expresa en gran medida en las células cancerosas y coordina los requisitos de alta energía con actividades anabólicas altas para apoyar la proliferación de células cancerosas. Curiosamente, la expresión de piruvato quinasa hepática y de glóbulos rojos (PKLR) se inhibe en ratones nulos Keap1 específicos de hígado. Una disminución de la actividad PK favorecería la acumulación de intermediarios glucolíticos y su canalización hacia la síntesis de aminoácidos, ácidos nucleicos y fosfolípidos (4).

NRF2 induce la expresión de genes que codifican enzimas involucradas en la vía de las pentosas fosfato (PPP)

El primer intermedio glucolítico, glucosa-6-fosfato, puede ser desviado a PPP por la glucosa-6-fosfato deshidrogenasa (G6PD) y la fosfogluconato deshidrogenasa (PGD), las dos enzimas clave en la fase oxidativa de la PPP. Tanto G6PD como PGD están controlados por NRF2 (5). G6PD y PGD también median en la generación de NADPH como equivalentes reductores, que se requiere para la biosíntesis de lípidos y nucleótidos y contribuye al aumento de la proliferación celular en tumores en los que NRF2 está regulado al alza. Además de G6PD y PGD, la enzima málica (ME1) y la isocitrato deshidrogenasa (IDH1) también catalizan la producción de NADPH (5). Además, NRF2 induce la expresión de genes que codifican transcetolasa (TKT) y transaldolasa 1 (TALDO1), dos enzimas para la fase no oxidativa de la PPP. NRF2 puede activar directamente G6PD, PGD, TKT y TALDO1 uniéndose a los ARE bien conservados en sus promotores, dirigiendo así el flujo de carbono hacia el PPP. Sin embargo, se informó que NRF2 también puede regular indirectamente G6PD, PGD y TKT al disminuir la expresión de miR-1 y miR-206 (4).

NRF2 activa la ruta de biosíntesis de purina de Novo

Dos productos principales de la PPP, la ribosa-5-fosfato y la eritrosa-4-fosfato, son precursores de la biosíntesis de nucleótidos y aminoácidos aromáticos, respectivamente. Estos metabolitos en las vías biosintéticas de nucleótidos y aminoácidos proporcionan un flujo continuo a través de la PPP. La ribosa-5-fosfato se convierte en 5-fosforribosil-a-1-pirofosfato (PRPP), que luego es catalizada por la fosforribosil pirofosfato amidotransferasa (PPAT) para generar fosforribosilamina (5PRA), un paso limitante de la velocidad en el proceso de novo, en la vía biosintética de las purinas. La metilentetrahidrofolato deshidrogenasa 2 (MTHFD2), una enzima bifuncional con actividades de metilentetrahidrofolato deshidrogenasa y meteniltetrahidrofolato ciclohidrolasa, proporciona unidades de un carbono para la biosíntesis de purinas. Tanto PPAT como MTHFD2 son genes diana directos de NRF2. Un estudio de seguimiento que utilizó glucosa (U- 13 C 6) y FBS dializado reveló que la biosíntesis de metabolitos de purina, como el monofosfato de inosina (IMP), AMP y ATP, aumenta en los MEF con desactivación de Keap1 y disminuye con la desactivación de Nfe2l2 (6).

NRF2 promueve el metabolismo de los aminoácidos

En las células que no proliferan, el producto final de la glucólisis, el piruvato, ingresa al ciclo del ácido tricarboxílico (TCA) para la producción máxima de ATP a través de la fosforilación oxidativa. En las células en proliferación, además de proporcionar ATP, el ciclo TCA sirve como una fuente importante de precursores biosintéticos. Como resultado, los intermediarios del ciclo TCA deben reponerse a través de un proceso llamado anaplerosis. La glutamina, el aminoácido más abundante en el plasma humano y el donante obligatorio de nitrógeno para la biosíntesis de nucleótidos y aminoácidos no esenciales, es uno de los principales contribuyentes junto con la glucosa al flujo anaplerótico (7). El miembro 5 de la familia 1 de transportadores de solutos del transportador de glutamina (SLC1A5) media en la captación de glutamina y es activado transcripcionalmente por NRF2. Además, NRF2 activa dos enzimas clave de glutaminólisis, la glutaminasa (GLS2) y el piruvato glutámico transaminasa 2 (GPT2), que controlan la producción de glutamato, aspartato, alanina y α-cetoglutarato, que son necesarios para la síntesis de nucleótidos y aminoácidos no esenciales en las células cancerosas (5). Tras la conversión a α-cetoglutarato, la glutamina es una fuente de energía y de carbono anaplerótico que repone los intermedios de TCA. Un estudio de rastreo de glutamina ha demostrado que el flujo de carbono de la glutamina se dirige hacia la síntesis de GSH y el ciclo de TCA en células A549 activadas por NRF2 (4).

NRF2 también regula la biosíntesis de serina de novo en cooperación con ATF4, lo que conduce a la síntesis de glicina y cisteína derivadas de serina a través del ciclo de la metionina y el metabolismo de un carbono. El glutamato, la cisteína y la glicina se utilizan para la síntesis de glutatión, catalizada por GCLC, GCLM y GSS, que son todos objetivos de NRF2. El glutamato también es una molécula de intercambio obligado para el antiportador de glutamato-cistina regulado por NRF2 (xCT) codificado por el miembro 11 de la familia de transportadores de solutos 7 (SLC7A11), que controla la disponibilidad intracelular de cisteína (5). La activación de NRF2 en las células cancerosas impone una adición de glutamina causada por una mayor dependencia de la glutamina exógena a través de un mayor consumo de glutamato para la síntesis de glutatión y la secreción de glutamato por el sistema antiportador xCT, lo que limita la disponibilidad de glutamato para el ciclo TCA y otras vías de biosíntesis (4).

NRF2 regula el metabolismo de los lípidos

NRF2 regula la degradación y síntesis de triglicéridos/fosfolípidos, el transporte de lípidos y la oxidación de ácidos grasos. El metabolismo de los lípidos mediado por NRF2 depende del tipo de célula y del contexto. Los ratones C57BL/6 nulos para Nfe2l2 exhibieron una tendencia hacia triglicéridos hepáticos más altos en comparación con los ratones de tipo salvaje alimentados con una dieta alta en grasas (HFD) y la eliminación de Nfe2l2 desregula la expresión hepática del gen involucrado en la β-oxidación de ácidos grasos. Sin embargo, los ratones nulos Nfe2l2 en el fondo de mezcla C57BL6. Por otra parte, 129SV en ratones mostraron una disminución de la masa de tejido adiposo, formación de pequeños adipocitos y protección contra el aumento de peso y la obesidad inducida por HFD. Los ratones Keap1 -null específicos para el hígado (Alb-Cre: Keap1 flox/−) exhiben una reducción de los ácidos grasos libres y los triglicéridos en el hígado. Keap1 -knockdown en células 3T3-L1 mejora la diferenciación de adipocitos. El esófago de ratones nulos para Keap1 muestra fosfolípidos elevados y ácidos grasos libres de cadena larga (FFA). Además, la activación constitutiva de NRF2 en los hepatocitos da como resultado la acumulación de triglicéridos en el hígado (4).

El análisis CHIP-Seq reveló que los genes que codifican varias enzimas clave en el metabolismo de los lípidos, incluida la elongación de la proteína 7 de ácidos grasos de cadena muy larga (ELOVL7), el miembro 2 de la familia de cadena corta de la acil-

CoA sintetasa (ACSS2), la acil-CoA tioesterasa 7 (ACOT7), ácido graso desaturasa 1 (FADS1), miembro de la familia de acil-coenzima A deshidrogenasa 10 (ACAD10) y miembro de la familia de acil-coenzima A deshidrogenasa 12 (ACAD12) son activados por NRF2. Además, NRF2 también activa CD36, el transportador/receptor de captación de lípidos en diferentes células para regular el metabolismo de los lípidos (4).

NRF2 regula el metabolismo del hemo y del hierro

El hemo es un complejo de coordinación que consta de un ion de hierro coordinado con una porfirina que actúa en el centro de muchos complejos de mitocondrias y enzimas del citocromo P-450, óxido nítrico que señala las sintasas de óxido nítrico, proteína de almacenamiento de oxígeno, mioglobina, y proteína transportadora de oxígeno, hemoglobina. Debido a que el hierro puede promover la formación de radicales de oxígeno dañinos, la síntesis y destrucción del hemo unido al hierro están cuidadosamente reguladas. La ferroquelatasa (FECH), una enzima clave que lleva a cabo el último paso de la biosíntesis del hemo mediante la inserción de hierro ferroso en la protoporfirina para generar el cofactor hemo final, es un gen objetivo directo de NRF2 (4).

NRF2 también altera la homeostasis del hierro al aumentar el almacenamiento de hierro y su flujo dentro y fuera de la célula. La proteína de almacenamiento de hierro intracelular ferritina, incluida la cadena pesada de ferritina (FTH) y la cadena ligera de ferritina (FTL), secuestra el exceso de hierro libre en una jaula de proteínas que limita el cambio redox del hierro. La ferroportina 1 (FPN1), el único exportador mamífero conocido de hierro desde el citosol al medio extracelular, regula la reutilización del hierro. NRF2 induce la expresión de genes que codifican FTL, FTH y FPN1. El hemo citosólico se cataboliza en hierro ferroso y biliverdina por HO-1, un gen diana de NRF2. La biliverdina se metaboliza aún más a bilirrubina, que posteriormente sirve como un eliminador de radicales libres antioxidante y puede ser glucuronizada para su excreción, ya sea por la biliverdina reductasa A (BLVRA) o la biliverdina reductasa B (BLVRB). La expresión de ambos BLVR depende de NRF2 (5).

NRF2 regula la respuesta de proteína desplegada (UPR) y la proteostasis

La proteostasis se refiere al control homeostático de la síntesis, plegamiento, tráfico y degradación del proteoma. Se ha observado una agregación aberrante de proteínas mal plegadas o desnaturalizadas en muchas enfermedades, como las enfermedades cardiovasculares, el síndrome metabólico, el cáncer y las enfermedades neurodegenerativas. La acumulación de proteínas mal plegadas que provocan estrés en el RE desencadena la UPR mediante la activación de tres brazos de señalización coordinados por IRE1-XBP1, PERK-eIF2a-ATF4 y ATF6. La UPR es una vía muy conservada que ha evolucionado para responder al plegamiento incorrecto de proteínas en el RE. La acumulación y agregación de proteínas mal plegadas inducen una producción excesiva de ROS de las mitocondrias, ER y otras fuentes, que pueden activar NRF2 (4).

Además, el PERK inducido por el estrés fosforila NRF2, lo que da como resultado la disociación de los complejos NRF2/KEAP1 y la activación de NRF2. NRF2 es un centro que recopila señales de emergencia derivadas de la acumulación de proteínas mal plegadas para facilitar una respuesta transcripcional coordinada. El homólogo de NRF2 en *C. elegans* SKN-1 induce varios componentes de los genes diana UPR, incluidos XBP1 y ATF6, que inducen un programa UPR para mantener la integridad del RE y la homeostasis de las proteínas, aunque la inducción de sus genes diana UPR puede ser a través de NRF1. NRF2 activa la transcripción de ATF4, que se ha relacionado con el metabolismo de los aminoácidos y la resistencia al estrés oxidativo. NRF2 y ATF4 forman un heterocomplejo para inducir la expresión de genes diana para sobrevivir al estrés proteotóxico. La activación de NRF2 en hígado de ratones induce la expresión de genes implicados en la UPR. Además, la activación de NRF2 en el pez cebra reduce el estrés del RE inducido por una mutación en el gen de la fosfomanomutasa 2, lo que provoca defectos leves en los pasos iniciales de la N–glicosilación (4).

Las proteínas dañadas, mal plegadas, oxidadas o de vida corta son degradadas por el proteosoma 26S, que consta de un núcleo 20S y una subunidad reguladora 19S. NRF2 regula la expresión basal e inducible de genes de múltiples subunidades del proteasoma 20S, incluidos PSMA1, PSMA4, PSMB3, PSMB5 y PSMB6, así como las subunidades del proteasoma 19S PSMC1, PSMC3 y PSMD14 [101]. Hay varios motivos similares a ARE en PSMB5. Curiosamente, NRF2 parece jugar un papel pequeño en la expresión de inmunoproteasoma. La regulación del proteasoma por NRF2 se conserva entre ratones y humanos. Además, NRF2 se une al promotor del gen que codifica la proteína de maduración del proteasoma (POMP), que media en el ensamblaje del proteasoma e induce su expresión. La activación elevada de NRF2 en los cánceres se asocia con una mayor actividad del proteasoma y resistencia al inhibidor del proteasoma bortezomib. En resumen, NRF2 aumenta la actividad del proteosoma, junto con la expresión de antioxidantes, y contribuye a la adaptación al estrés (4).

NRF2 regula la autofagia

La autofagia es un mecanismo de control de calidad de proteínas y orgánulos que degrada y recicla ordenadamente los componentes celulares, incluidos los agregados de proteínas y los orgánulos viejos o dañados. Además del sistema de proteasoma de ubiquitina, el estrés oxidativo, proteotóxico y metabólico aumenta la autofagia y ayuda a restaurar la homeostasis. La autofagia requiere la participación coordinada de un conjunto de proteínas que participan en la formación de autofagosomas y autolisosomas, así como proteínas selectivas de carga que reconocen cargas específicas y las dirigen a la degradación. NRF2 induce la expresión de genes de autofagia que codifican SQSTM1/p62, proteína 2 que se une al calcio y que contiene el dominio enrollado (CALCOCO2/NDP52), quinasa 1 similar a unc-51 (ULK1), proteína 5 de autofagia (ATG5) y gamma -Aminobutyric acid receptor-associated protein-like 1 (GABARAPL1) y mejora la autofagia (4).

En el contexto activado por NRF2, la terapia dirigida a la autofagia podría ser ineficaz. Curiosamente, la autofagia insuficiente conduce a la acumulación de proteínas u orgánulos oxidados que pueden conducir a la activación de NRF2. Más importante aún, la deficiencia de autofagia conduce a la acumulación de p62, un receptor de carga multifuncional que puede secuestrar KEAP1 y estabilizar NRF2, lo que resulta en la activación de NRF2. Por lo tanto, p62 y NRF2 crean un bucle de retroalimentación positiva para regular una gran cantidad de funciones celulares (4).

NRF2 regula la fisiología y biogénesis mitocondrial

Las mitocondrias proporcionan energía a la célula a partir de la fosforilación oxidativa, que está íntimamente ligada a la producción de ROS. El desequilibrio en la generación de ROS es una característica común en varias enfermedades, incluidos los trastornos de neurodegeneración, los trastornos metabólicos, las enfermedades cardiovasculares y el cáncer. NRF2 afecta múltiples aspectos del metabolismo intermediario, la respuesta antioxidante y la función mitocondrial a través de la regulación de algunos genes metabólicos clave o mediante la interacción con otros factores de transcripción.

La activación de NRF2 mejora el flujo glucolítico, la PPP, el metabolismo de los aminoácidos y la glutaminólisis, lo que da como resultado una mayor entrada de sus sustratos y una reducción de los equivalentes en el ciclo del TCA y la cadena respiratoria mitocondrial.

Las células con activación genética de NRF2 tienen mayores tasas de consumo de oxígeno, mayor potencial de membrana mitocondrial basal ($\Delta\Psi$m) y niveles basales de ATP más altos, mientras que las células deficientes en Nfe2l2 tienen fenotipos opuestos. La oxidación de ácidos grasos mitocondriales está alterada en Nfe2l2-células nulas y aceleradas cuando NRF2 es constitutivamente activo. La fosforilación oxidativa alta aumenta la fuga de electrones mitocondriales y, por lo tanto, aumenta los niveles de ROS. Sin embargo, la activación de NRF2 aumenta directamente la proteína desacopladora 3 (UCP3) que desacopla la respiración de la fosforilación oxidativa para permitir que la energía se libere en forma de calor, lo que disminuye la formación de superóxido. La activación de NRF2 también mantiene la integridad del ADN mitocondrial (ADNmt), que controla la muerte celular y la inflamación (5).

NRF2 estimula el programa de biogénesis mitocondrial a través de la activación del factor respiratorio nuclear-1 (NRF-1), que transcribe los factores clave de biogénesis mitocondrial factor de transcripción A, mitocondrial (TFAM) y factor de transcripción B2, mitocondrial (TFBM2). El ejercicio físico moderado induce la biogénesis mitocondrial dependiente de NRF2 en los músculos y en el cuerpo estriado en el modelo de parkinsonismo inducido por 6-OHDA. Además, NRF2 controla directamente la expresión del coactivador transcripcional del receptor gamma activado por el proliferador de peroxisomas 1 alfa (PGC-1a), un regulador maestro de la función mitocondrial y la biogénesis. NRF2 y PGC-1a juntos regulan casi todos los aspectos de las funciones de las mitocondrias (4).

NRF2 regula la inflamación y la inmunidad

La inflamación excesiva y crónica contribuye a muchas enfermedades agudas y crónicas, incluidas las enfermedades autoinmunes, neurológicas y cardiovasculares y el cáncer. La creciente evidencia sugiere que Nrf2 también puede proteger contra la inflamación y el estrés oxidativo. Nrf2 mitiga la lesión pulmonar y la inflamación inducidas por productos químicos. El enfisema grave inducido por el humo del tabaco, la inflamación de las vías respiratorias y el asma en ratones con ablación genética de Nrf2 pueden ser causados por la reducción de la expresión del gen antioxidante y la inducción de interleucina (IL)-4 e IL-13 en el líquido de lavado broncoalveolar y en los esplenocitos. Nrf2 también participa en la modulación de la respuesta inmunitaria innata, como se demuestra en los MEF deficientes en Nrf2. Nrf2 puede bloquear la generación de ROS inducida por lipopolisacárido (LPS) del factor de necrosis tumoral alfa (TNF-α), IL-6 y quimiocinas (Mip2 y Mcp-1) en neutrófilos peritoneales de ratones. En comparación con los ratones de tipo salvaje, el LPS estimula un alto nivel de señales relacionadas con la inflamación, como TNF-α, IL-1, ciclooxigenasa 2 (COX-2) e iNOS, en macrófagos peritoneales primarios en ratones Nrf2-KO (8).

NRF2 se expresa de forma ubicua aunque a diferentes niveles en diferentes tipos de células. En la sangre, los monocitos, los neutrófilos, las células T y las células B exhiben altos niveles de NRF2, lo que sugiere un efecto inmunomodulador del sistema inmunitario. Además, en el cerebro, las transcripciones de NRF2 son más altas en la microglía, parte del linaje de monocitos que en las neuronas y las células endoteliales. La inflamación se desencadena cuando las células inmunitarias innatas detectan una infección o una lesión tisular (5).

La inflamación protege al huésped de infecciones, enfermedades o lesiones al eliminar lesiones o infecciones inminentes e inicia la reparación del tejido. Las ROS actúan como una molécula de señalización y como un mediador de la inflamación (6). Sin embargo, la inflamación descontrolada puede provocar daño celular o hiperplasia celular después de la sobreproducción de ROS de las células inflamatorias, lo que resulta en una inflamación crónica. La inflamación crónica es la base de muchas enfermedades crónicas, como la diabetes, el síndrome metabólico, las enfermedades cardiovasculares, el cáncer, las enfermedades autoinmunes y las enfermedades respiratorias (4).

Considerando un papel importante de la activación de NRF2 en la modulación del metabolismo redox que atenúa las ROS asociadas a la inflamación, NRF2 es antiinflamatoria. Los ratones deficientes en Nfe2l2 son hipersensibles al shock séptico, muestran una inflamación pulmonar más severa inducida por el humo del cigarrillo, son altamente susceptibles en diferentes modelos de inflamación hepática. Además, los ratones nulos para Nfe2l2 tienden a desarrollar fenotipos autoinmunes dependientes de la edad en ciertos antecedentes genéticos. La activación genética o farmacológica de NRF2 suprime la lesión hepática inflamatoria aguda y la neuroinflamación. Además, NRF2 bloquea la inflamación al inhibir directamente la transcripción de los genes de citocinas proinflamatorias o al inhibir la actividad de la señalización del factor nuclear inflamatorio kappa B (NF-κB). El análisis de ChIP-seq reveló que NRF2 se une directamente a las regiones proximales del promotor de los genes IL-6 e IL-1β para interrumpir el reclutamiento de la ARN polimerasa II y bloquea la inducción de genes en los macrófago (4).

Nrf2 y las enfermedades

Diabetes

La diabetes mellitus es un trastorno metabólico caracterizado por hiperglucemia crónica resultante de defectos en la secreción de insulina, sensibilidad a la insulina o ambos. La fisiopatología principal tanto de la diabetes tipo 1 como de la diabetes tipo 2 es la pérdida de la función de las células β pancreáticas. Estas células constituyen uno de los tejidos metabólicamente más activos del cuerpo humano, dependen en gran medida de la fosforilación oxidativa para la síntesis de ATP, especialmente en condiciones de glucosa alta. La generación de ROS es una consecuencia de la respiración mitocondrial en respuesta a una mayor disponibilidad de glucosa y otros sustratos. Sin embargo, la expresión de genes de defensa antioxidante es relativamente baja en las células β, lo que los hace más vulnerables al daño causado por el estrés oxidativo. La hiperglucemia, particularmente en la diabetes, induce altos niveles de estrés oxidativo en las células β pancreáticas de los pacientes afectados; la exposición crónica a altos niveles de estrés oxidativo conduce a la disfunción y muerte de las células β (9).

En las células β sanas, el estrés oxidativo inducido por hiperglucemia transitoria aguda está regulado por la transcripción de genes impulsados por ARE. Nrf2 es un regulador principal de los genes impulsados por ARE en las células β pancreáticas. Durante la hiperglucemia, la secreción de insulina aumenta junto con la expresión de enzimas desintoxicantes y antioxidantes. En respuesta, las ROS son atenuadas por Nrf2 y las células β están protegidas del estrés oxidativo. Sin embargo, la exposición crónica a la hiperglucemia conduce a la acumulación de ROS debido a la reducción incompleta de oxígeno durante el metabolismo de la glucosa (9).

Además, el metabolismo anómalo de la glucosa genera ROS a través de la activación de la proteína quinasa C, la autooxidación de la glucosa, la generación de superóxido excesivo, el aumento del metabolismo de la hexosamina y el aumento del depósito de amiloide en los islotes [202 , 203 , 204]. Un factor importante que contribuye a la disfunción de las células β pancreáticas es el daño mitocondrial mediado por el estrés oxidativo. Por lo tanto, la exposición crónica a niveles altos de ROS puede provocar disfunción de las células β, alteración de la secreción de insulina inducida por glucosa y apoptosis de las células β (9). ☐

Nrf2 y la nefropatía diabética

Varias líneas de evidencia reciente sugieren que la activación de Nrf2 protege a las células β pancreáticas del estrés oxidativo en animales modelo con diabetes. La inducción genética y farmacéutica de Nrf2 reprime la aparición de diabetes en modelos de ratones con diabetes. Por lo tanto, el sistema Keap1-Nrf2 se ha convertido en una diana terapéutica atractiva en el tratamiento de las complicaciones diabéticas. De hecho, se ha informado que el inductor de bardoxolona metil Nrf2 aumenta la tasa de filtración glomerular en pacientes con enfermedad renal crónica (ERC) con diabetes tipo 2. Si bien se ha informado que la expresión de Nrf2 está regulada positivamente en las células glomerulares de los riñones de los pacientes con nefropatía diabética, no está claro si Nrf2 realmente previene el desarrollo de la ND (1).

Se ha demostrado que Nrf2 protege a los riñones del daño por estrés oxidativo causado por la lesión renal aguda (AKI), incluida la lesión por isquemia-reperfusión (IRI) y la obstrucción ureteral unilateral

(UUO), en modelos de ratón. En los riñones de ratones modelo IRI, Nrf2 induce la expresión de enzimas antioxidantes y de síntesis de NADPH y protege los tejidos renales. También se ha demostrado que Nrf2 mejora la progresión del daño tubular en ratones modelo IRI. Además, la eliminación del gen Nrf2 agrava la fibrosis, la inflamación y el daño tubular después de la UUO. Sin embargo, en contraste con la situación de AKI, no se ha examinado de cerca cómo Nrf2 contribuye a la supresión de CKD o cómo la pérdida de Nrf2 influye en el desarrollo de CKD (1).

Suponemos que esto se debe en parte a la falta de líneas de trabajo en ratones con modelos óptimos para la ERC. A este respecto, se han utilizado modelos de roedores de diabetes inducida por estreptozotocina para estudiar las complicaciones diabéticas. Al utilizar un modelo de ratón con estreptozotocina, se demostró que Nrf2 suprime el estrés oxidativo y nitrosativo y previene cambios similares a los de la DKD en el riñón. Sin embargo, este modelo de ratón con estreptozotocina no parece servir como un buen sistema modelo para aclarar la contribución de Nrf2 a la prevención de la nefropatía diabética. Este estudio demuestra el efecto protector de

Nrf2 en los riñones de modelos de ratones Akita diabéticos, que se ejecuta a través de las elaboradas acciones antiinflamatorias y antioxidantes de Nrf2, lo que ilustra la posibilidad del uso clínico de los inductores de Nrf2 para tratar la nefropatía diabética (1).

Complicaciones diabéticas

Las complicaciones diabéticas ocurren en más de la mitad de los pacientes diabéticos y son la principal causa de muerte relacionada con la diabetes. Las complicaciones macrovasculares inducidas por la aterosclerosis acelerada aumentan el riesgo de infarto de miocardio, accidente cerebrovascular y amputación de miembros inferiores; Las complicaciones microvasculares, incluidas la retinopatía y la nefropatía, son las principales causas de la ceguera y la insuficiencia renal en adultos. La generación de ROS es clave para el desarrollo de complicaciones diabéticas. La generación de ROS supera la capacidad de eliminación del sistema antioxidante celular, lo que provoca inflamación y daño a las proteínas, los lípidos y el ADN. Este daño exacerba el estrés oxidativo. En los vasos sanguíneos, esto contribuye a la generación y el agravamiento de la aterosclerosis a través de la fibrosis inducida por la inflamación, la proliferación de células del músculo liso, el engrosamiento de la túnica media, la acumulación de lípidos, la formación de placas y la calcificación (9).

La diabetes tipo 1 (T1D), también conocida como diabetes insulinodependiente, se considera un trastorno metabólico autoinmune. Sin embargo, entre los numerosos factores que contribuyen a las complicaciones de la DT1, como la nefropatía diabética, la retinopatía, la polineuropatía y las enfermedades cardiovasculares, las ROS inducidas por la hiperglucemia son un factor clave de las complicaciones secundarias. Por lo tanto, Nrf2 proporciona protección celular, mejora el estrés oxidativo y la inflamación, y retrasa la progresión de las complicaciones relacionadas con la diabetes (9).

Nrf2 juega un papel fundamental en la defensa celular contra el estrés oxidativo. Por lo tanto, los activadores de Nrf2 o los inhibidores de Keap1 son objetivos atractivos para los fármacos. El sulforafano (SFN) es un fitoquímico que induce la activación de Nrf2 modificando los residuos de cisteína (C151) de Keap1. Varios estudios en modelos animales con complicaciones diabéticas muestran que SFN protege contra la enfermedad cardiovascular diabética a través de la activación de Nrf2. En células endoteliales de vena umbilical humana expuestas al producto final de glicación avanzada (AGE) y aorta de rata inyectada con AGE, SFN suprime la expresión de los genes que codifican el receptor de AGE (RAGE), proteína quimioatrayente de monocitos 1, molécula de adhesión intercelular 1 y vascular adhesión celular molecular-1 de una manera dependiente de la dosis (9).

En ratas Goto-Kakizaki, un modelo animal de diabetes tipo 2 no obeso, SFN mejora la disfunción endotelial en la aorta y las arterias mesentéricas, lo que reduce el daño oxidativo vascular y los niveles de AGE y hemoglobina A1c. El dimetilfumarato (DMF) es un activador sintético de Nrf2 que alquila los residuos de cisteína de Keap1; se usa clínicamente para tratar la esclerosis múltiple. Los estudios en un modelo de complicaciones vasculares en ratas asociadas a la diabetes inducidas por estreptozotocina (STZ) muestran que el tratamiento con DMF mejora la hiperglucemia, reduce los niveles séricos de AGE y reduce los niveles de ROS en el tejido aórtico mediante la modulación del sistema redox de tiorredoxina endógeno. Además de las complicaciones macrovasculares, los activadores Nrf2 mejoran las complicaciones microvasculares, como la neuropatía diabética y la nefropatía (9).

Hígado graso no alcohólico

El exceso de calorías y los estilos de vida sedentarios han llevado a un desequilibrio en la absorción y el consumo de energía, lo que ha dado lugar a una epidemia mundial de obesidad. La obesidad es el principal impulsor de la enfermedad metabólica y la enfermedad del hígado graso no alcohólico (EHGNA). NAFLD, una de las principales causas de enfermedad hepática crónica, afecta hasta al 25% de la población adulta mundial. A pesar de esta creciente prevalencia, los mecanismos que impulsan el desarrollo de NAFLD y la posterior progresión siguen siendo poco conocidos. NAFLD es un espectro de enfermedades hepáticas progresivas que incluyen hígado graso simple (esteatosis), esteatohepatitis no alcohólica (NASH), fibrosis/cirrosis hepática y carcinoma hepatocelular (CHC) (10).

La esteatosis hepática, la etapa más temprana de NAFLD, prevalece en individuos obesos, con el potencial de avanzar a enfermedades hepáticas más graves, diabetes mellitus tipo 2 y otras enfermedades metabólicas. Si bien la esteatosis hepática es reversible, puede progresar a NASH, una etapa irreversible. Por lo tanto, revertir la esteatosis o ralentizar su progresión a NASH representa una importante estrategia de intervención. La progresión de NAFLD de esteatosis a NASH está influenciada por las grasas dietéticas que son ricas en ácidos grasos saturados (SFA) y colesterol (es decir, la dieta occidental). Por otro lado, la dieta mediterránea compuesta por aceite de oliva, pescado, frutos secos, frutas, verduras, legumbres y cereales ricos en ácidos grasos monoinsaturados (MUFA), ha sido reconocida como una dieta saludable que reduce el riesgo de enfermedades crónicas, incluyendo NAFLD (10).

Los mecanismos de progresión de NAFLD son multifactoriales e involucran variaciones genéticas, así como una mayor peroxidación de lípidos y estrés oxidativo, autofagia hepática defectuosa y desequilibrios en la microbiota intestinal. Se ha estudiado el papel protector del factor de transcripción NRF2 en NAFLD, pero falta una comprensión mecánica detallada de la relación entre NRF2 y NAFLD. NRF2 media el sistema de defensa antioxidante celular a través de la regulación al alza de los genes diana portadores de ARE.

En condiciones basales, los niveles de proteína de NRF2 se mantienen bajos debido a la ubicuidad y la degradación proteasómica, principalmente a través de la acción del complejo de ligasa KEAP1-Cullin3-Rbx1 E3. Funcionalmente, KEAP1 actúa como una proteína adaptadora de sustrato que lleva NRF2 al complejo E3 (10).

Como resultado, NRF2 generalmente tiene una vida media corta debido a la constante ubiquitilación y degradación proteasómica; sin embargo, esto puede ser interrumpido por activadores de NRF2 como el sulforafano (SF). SF funciona de manera dependiente de KEAP1-cysteine151, lo que da como resultado la estabilización de NRF2 y la activación de las vías reguladas por NRF2. En contraste con NRF2 de vida corta, KEAP1 tiene una vida media más larga que se controla a través de la degradación dependiente de autofagia-lisosoma, que generalmente es responsable de la eliminación de orgánulos viejos o dañados y proteínas mal plegadas tipo p62, una proteína receptora de carga de autofagia, interactúa directamente con KEAP1 a través de un motivo DPSTGE (similar al motivo de interacción ETGE en NRF2) y puede reclutar KEAP1 en el autofagosoma (10).

A continuación, el autofagosoma se fusiona con el lisosoma y las proteasas lisosomales degradan KEAP1 y p62. Es importante destacar que las condiciones o los compuestos que cambian el nivel de proteína o la localización subcelular de p62 pueden alterar el equilibrio entre la interacción KEAP1-p62 frente a KEAP1-NRF2, lo que da como resultado la activación de NRF2, como lo ejemplifica la sobreexpresión de p62 o el tratamiento crónico con arsénico en las células. La autofagia comienza con la formación del fagoforo, cuya maduración depende tanto del complejo ULK como del sistema de conjugación ATG, que trabajan en conjunto para garantizar la formación, expansión y eventual formación del fagoforo, y la formación final de un autofagosoma maduro. Se demostró previamente que HFD inhibe la activación de AMPK, promueve la activación de mTOR e inhibe la formación del complejo ULK, lo que suprime la autofagia. La autofagia, a su vez, regula el metabolismo de los lípidos y el almacenamiento de gotas de lípidos, y la desregulación de este eje se ha asociado con trastornos metabólicos (10).

Otro estudio mostró una reducción de la autofagia tanto en ob/oby modelos de ratones con obesidad inducida por HFD. Además de la desregulación de la autofagia mediada por la HFD, muchos estudios recientes han demostrado una asociación entre la HFD, la obesidad y la ferroptosis, una forma de muerte celular inducida por la peroxidación lipídica excesiva y la acumulación de hierro lábil libre. En este sentido, se ha demostrado que la ferroptosis desempeña un papel durante el desarrollo y/o la progresión de las enfermedades hepáticas crónicas, incluida la NAFLD. También se demostró que la HFD causa lipotoxicidad hepática al inducir el estrés oxidativo y la acumulación de lípidos, lo que desencadena la muerte de las células ferroptóticas. Un estudio reciente también indicó que la activación de NRF2 mejora NAFLD al suprimir la ferroptosis (10).

Con la explosión de la investigación relacionada con la ferroptosis, se han identificado muchos jugadores cruciales que controlan la muerte de las células ferroptóticas. Por ejemplo, la inhibición del miembro 11 de la familia de transportadores de solutos 7

(SLC7A11), una subunidad del gen objetivo xCT y NRF2 del antiportador de cistina/glutamato, sensibiliza las células a la ferroptosis. La glutatión peroxidasa 4, una enzima que cataliza la reducción de peróxidos a expensas de la reducción del glutatión, también ha demostrado ser un regulador clave de la ferroptosis. Además, el miembro 4 de la familia de cadena larga de acil-CoA sintetasa (ACSL4) ha sido identificado como un biomarcador confiable, cuya expresión se correlaciona positivamente con la sensibilidad de las células a la ferroptosis. PTGS2, el gen que codifica la COX-2, también está significativamente regulado durante la ferroptosis (10).

Este estudio indica que la activación farmacológica de NRF2 puede resultar una estrategia terapéutica prometedora para la intervención de la enfermedad del hígado graso. Además, los datos respaldan la idea de que los efectos beneficiosos asociados con una dieta rica en MUFA y PUFA podrían, al menos en parte, ser a través de la activación de NRF2. Esto está de acuerdo con la gran cantidad de literatura científica ya generada que indica los efectos protectores asociados con muchos inductores de productos dietéticos naturales de esta vía (es decir, sulforafano: brotes de brócoli, cinamaldehído: canela, bixina: achiote, etc.). Sin embargo, no hay activadores específicos de NRF2 que se hayan convertido en fármacos. El dimetilfumarato (DMF), un fármaco aprobado por la FDA, es un activador NRF2 débil e inespecífico (10).

Recientemente, los activadores específicos de NRF2 que son disruptores no electrofílicos de la interacción proteína-proteína KEAP1-NRF2, que tienen menos toxicidad fuera del objetivo, están activamente en desarrollo. Un compuesto llamado KI696, desarrollado por GSK, es un inductor de NRF2 muy potente; sin embargo, la eficacia in vivo se limita a ~20 mg/kg en ratones. Por lo tanto, el desarrollo de fármacos activadores de NRF2 más potentes con menos efectos fuera del objetivo podría ser valioso para revertir o ralentizar la progresión de las enfermedades hepáticas humanas (10).

Cáncer y NRF2

El cáncer sigue representando una grave amenaza para la salud y la vida humanas, y es una de las principales causas de mortalidad en todo el mundo, con casi 10 millones de muertes en 2020. Los informes estadísticos indican que más del 90% de las muertes relacionadas con el cáncer se atribuyen a la resistencia a los medicamentos, lo que representa el principal obstáculo para lograr la cura en los pacientes. La quimiorresistencia ocurre en casi todos los tipos de cáncer y en diferentes modos de tratamiento, incluida la terapia convencional y dirigida. La resistencia se puede clasificar como intrínseca o adquirida, según el momento en que se desarrolle, y ambos tipos pueden reducir significativamente la eficacia del fármaco (3).

La resistencia intrínseca se define como la resistencia innata que existe antes de la administración del fármaco y se adquiere principalmente por dos mecanismos clave: (a) mutaciones genéticas inherentes a los tumores que disminuyen su sensibilidad a la terapia y (b) activación de vías intrínsecas que contribuyen a la desintoxicación de la droga. La resistencia adquirida, por el contrario, se induce tras una exposición prolongada al agente anticanceroso, a pesar de una respuesta inicial positiva al tratamiento. Sus causas subyacentes son multifactoriales, afectadas tanto por la biología tumoral como por el microambiente. Los principales mecanismos incluyen: (a) disminución de la captación del fármaco, (b) mejora de la extrusión de fármacos a través de transportadores de eflujo, (c) metabolismo e inactivación de fármacos, (d) mejora de la reparación del daño del ADN y (e) evasión de la muerte celular programada (3).

En los últimos años, se ha determinado que un desequilibrio en la homeostasis redox es un factor crítico en el desarrollo de la quimiorresistencia del cáncer. Numerosos estudios han investigado el vínculo entre el estrés oxidativo y el cáncer, aclarando el papel fundamental de las especies reactivas de oxígeno (ROS) en la regulación de la progresión tumoral. ROS actúa como una espada de doble filo en el cáncer. Mientras que un pequeño aumento en el estrés oxidativo promueve la tumorigénesis al ayudar a las células cancerosas a crecer y sobrevivir, los altos niveles basales de ROS activan diferentes vías de muerte celular y limitan la progresión. Por lo tanto, a diferencia de las células normales, las células cancerosas quimiorresistentes han evolucionado para regular al alza su capacidad antioxidante para contrarrestar el estrés oxidativo intrínseco o inducido por fármacos. La respuesta antioxidante que permite a las células cancerosas defenderse de las condiciones de estrés está mediada principalmente por el factor de transcripción factor nuclear eritroide 2 relacionado con el factor 2 (NRF2), que es una proteína básica con cremallera de leucina y miembro de la familia cap'n'collar (CNC) (3).

NRF2 es ampliamente reconocido como un regulador maestro de las respuestas citoprotectoras celulares inducidas por estrés oxidativo, metabólico o xenobiótico. En el núcleo, NRF2 se heterodimeriza con pequeñas proteínas de fibrosarcoma musculoaponeurótico (sMaf) a través de su dominio Neh1 y facilita la transcripción. Lo hace uniéndose a una secuencia potenciadora denominada elemento de respuesta antioxidante (ARE), situada dentro de la región reguladora del promotor de un conjunto específico de genes diana que codifican una red de enzimas con funciones antioxidantes y desintoxicantes. Es bien sabido que, en condiciones fisiológicas normales, los motivos ETGE y DLG en el dominio regulador NRF2-Neh2 permiten su unión al dominio Kelch del adaptador de sustrato de ubiquitina ligasa E3 Kelch-like ECH-associated protein 1 (KEAP1) (3).

Esto apunta a NRF2 para la degradación por la vía del proteasoma de ubiquitina y asegura una baja abundancia de esta proteína. También se encontró que los niveles de NRF2 están regulados negativamente por la proteína que contiene repeticiones de β-transducina (β-TrCP) cuando su dominio WD40 se une a uno de los dos posibles motivos fosforilados de serina en el dominio NRF2-Neh6, DSGIS y DSAPGS, lo que lleva a NRF2 ubiquitinación y degradación. Además, se ha demostrado que la glucógeno sintasa quinasa-3β (GSK-3β), una proteína quinasa de serina treonina, modula la actividad de uno de los motivos de unión de β-TrCP en NRF2. Cataliza la fosforilación del sitio DSGIS y crea un fosfodegrón, en el que se recluta β-TrCP y puede unirse firmemente (3).

NRF2 tiene una doble función en la tumorigénesis. Cuando las células normales se exponen a electrófilos o ROS, NRF2 se activa transitoriamente. En condiciones de estrés, los compuestos electrofílicos reaccionan con los restos de tiol de los residuos de cisteína en KEAP1, lo que hace que la proteína sea temporalmente ineficaz para la formación de complejos. Esto permite que NRF2 recién sintetizado se traslade al núcleo, donde induce la transcripción de sus genes objetivo que mejoran las capacidades de desintoxicación y antioxidación dentro de la célula. De esta manera, NRF2 protege a las células normales de diversas agresiones oxidativas, incluida la carcinogénesis inducida por sustancias químicas. Las funciones prooncogénicas de NRF2 se observan en tumores en los que NRF2 está regulado al alza, sobre todo en los de pulmón, hígado, cabeza y cuello, ovario y estómago. En estos tipos de células cancerosas, las mutaciones somáticas en NRF2 o en sus proteínas reguladoras impiden la represión eficaz de los niveles de NRF2 y permiten que la proteína confiera citoprotección a las células cancerosas (11).

Depresión y NRF2

La depresión es un trastorno mental caracterizado por un bajo estado de ánimo persistente, disminución del interés, deterioro cognitivo, trastornos del sueño, disminución del apetito y tendencias suicidas, lo que limita gravemente la función psicosocial y la calidad de vida de los pacientes. Con la creciente presión de la vida y el trabajo modernos, un número creciente de personas sufre enfermedades mentales, con alrededor de 350 millones de pacientes deprimidos en todo el mundo. La Organización Mundial de la Salud clasifica a la depresión como la tercera causa principal de la carga global de enfermedad en el mundo. Las personas con depresión también tienen un riesgo significativamente mayor de sufrir enfermedades cardiovasculares, accidentes cerebrovasculares, enfermedades autoinmunes, diabetes y cáncer, y responden menos al tratamiento de estas afecciones (3).

Actualmente, los antidepresivos son el pilar del tratamiento para la depresión. Los antidepresivos de primera línea comúnmente utilizados, incluidos los inhibidores de la recaptación de serotonina o norepinefrina y el inhibidor de la monoaminooxidasa (IMAO), se alinean bien con la teoría de la monoamina de la depresión. Esta hipótesis establece que la fisiopatología subyacente de la depresión es una disminución en los niveles de 5-hidroxitriptamina (5-HT), norepinefrina y/o dopamina en el sistema nervioso central. Sin embargo, los antidepresivos tradicionales actúan lentamente y tienen múltiples efectos secundarios, y un tercio de los pacientes no responden, lo que indica que otros factores pueden estar involucrados en la patogenia de la depresión. Por lo tanto, es una necesidad urgente investigar más a fondo la fisiopatología de la depresión y explorar nuevos objetivos (3).

El estrés oxidativo se define como un desequilibrio entre la generación de especies reactivas de oxígeno (ROS) y las defensas antioxidantes. Abundante evidencia sugiere que el estrés oxidativo juega un papel crítico en la fisiopatología de la depresión. ROS/especies reactivas de nitrógeno (RNS) se refieren a radicales libres (superóxido, radical hidroxilo) o moléculas no radicales (peróxido de hidrógeno) y sus derivados. Los niveles fisiológicos de ROS/RNS están involucrados en muchos procesos metabólicos en el organismo. Sin embargo, la sobreproducción de ROS/RNS puede causar daños importantes en el ADN, las proteínas y los lípidos. El cerebro es un gran consumidor de oxígeno y es rico en lípidos oxidativos, lo que lo hace más vulnerable al daño causado por el estrés oxidativo. Los marcadores de estrés oxidativo, como la 8-OH 2-desoxiguanosina (8-OHdG) y los F2-isoprostanos aumentan significativamente en el trastorno depresivo mayor (TDM) (3).

El estrés oxidativo está íntimamente relacionado con una variedad de procesos fisiopatológicos, incluida la neuroinflamación, la disfunción de las mitocondrias y el trastorno autofágico. También se ha encontrado que estos procesos patológicos están involucrados en la depresión. El estrés oxidativo y la inflamación pueden promoverse mutuamente en condiciones patológicas y formar un estado de coactivación. Se han encontrado niveles elevados de citocinas proinflamatorias tanto a nivel periférico como central en pacientes con depresión. La activación de vías inflamatorias, como la señalización del factor nuclear-κB (NF-κB), se encuentra en modelos de depresión en roedores. Las mitocondrias, que son responsables de la producción de energía, son la principal fuente de ROS (mtROS) (3).

Se ha encontrado un aumento del nivel de mtROS en la depresión, lo que indica una disfunción mitocondrial. Se han informado daños en la cadena de transporte de electrones (ETC), la producción de ATP y el ADN mitocondrial en pacientes deprimidos. Además, ROS puede inducir la autofagia mediante la mediación de múltiples vías de señalización. La autofagia es un proceso que degrada los desechos celulares y mantiene la homeostasis de los tejidos. Se han observado genes y señalización alterados relacionados con la autofagia en pacientes con MDD y modelos animales de depresión, lo que indica una disfunción de la autofagia. Recientemente, se ha prestado atención al papel de la ferroptosis en la depresión. La ferroptosis, que se propuso por primera vez en 2012, es una forma de muerte celular dependiente de la peroxidación de hierro y lípidos. Mediante el uso de proteómica cuantitativa, los investigadores identifican la activación de la ferroptosis en modelos de ratones con depresión inducida por estrés leve crónico impredecible (CUMS, por sus siglas en inglés) (3).

La principal forma de combatir el estrés oxidativo en el cuerpo es el sistema de defensa antioxidante, en el que el factor 2 relacionado con el factor nuclear eritroide 2 (Nrf2) actúa como un regulador maestro. Nrf2 es un factor de transcripción que puede regular una gran cantidad de genes antioxidantes y citoprotectores. Al promover la expresión de estos genes, Nrf2 no solo participa en la regulación de la homeostasis redox, sino también en la regulación de otros procesos, como la neuroinflamación, la disfunción mitocondrial, el trastorno autofágico y la ferroptosis, lo que convierte a Nrf2 en el centro para regular estos procesos patológicos (3).

La desregulación de la vía Nrf2 puede contribuir al desarrollo de una serie de patologías o enfermedades que incluyen trastornos psiquiátricos y enfermedades neurodegenerativas. De hecho, los estudios clínicos y preclínicos han demostrado una disminución de la expresión de Nrf2 en la corteza prefrontal (PFC) de pacientes con MDD y modelos de depresión en roedores. Se han encontrado niveles reducidos de proteína de Nrf2 en el cerebro post mortem de pacientes deprimidos en comparación con sujetos de control. En los modelos de depresión en roedores, incluido el paradigma de la indefensión aprendida (LH) y el estrés crónico por derrota social (CSDS), los niveles de proteína de Nrf2 en la corteza prefrontal medial (mPFC) y el hipocampo son más bajos que los del control y los resistentes a LH/CSDS, lo que indica que Nrf2 puede contribuir a la resistencia al estrés (3).

Los ratones knockout para Nrf2 presentan fenotipos similares a la depresión, lo que se asocia con un aumento de la inflamación y una disminución de la señalización de BDNF-TrkB. Una gran cantidad de estudios sugieren un papel crucial de Nrf2 en el tratamiento de la depresión. Se ha encontrado que los efectos terapéuticos de varios antidepresivos están fuertemente asociados con Nrf2. La fluoxetina, un ISRS de uso común, tiene propiedades antiinflamatorias y antioxidantes en la depresión impulsada por alteraciones en la apoptosis y la autofagia dependientes de Nrf2. Se ha demostrado que un nuevo antidepresivo de acción rápida, (R)-ketamina, produce efectos antidepresivos de larga duración en ratones Nrf2 KO a través de la activación de BDNF-TrkB. Además, algunos activadores de Nrf2, como el sulforafano y el dimetilfumarato (DMF), exhiben efectos antidepresivos significativos. Por lo tanto, dirigirse a Nrf2 puede representar una estrategia prometedora para el tratamiento y la prevención de la depresión (3).

Cáncer de páncreas

Si bien se han logrado avances diagnósticos recientes y el desarrollo de agentes terapéuticos diana para el cáncer, las estadísticas de cáncer en 2022 indican que la mortalidad por cáncer de páncreas (CP) ha aumentado durante las últimas décadas en los Estados Unidos. Debido a la ubicación anatómica del páncreas, la falta de síntomas y la rápida progresión, solo el 15-20% de los pacientes con CP son elegibles para resección quirúrgica y diagnóstico temprano y la mayoría de los pacientes con CP desarrollan recurrencia de la enfermedad. La mortalidad por CP se ubica entre la cuarta y la séptima muertes inducidas por cáncer más comunes y su tasa de supervivencia a cinco años permaneció <10% durante décadas. La resistencia adquirida a la quimioterapia está altamente correlacionada con una menor tasa de supervivencia y el fracaso del tratamiento (11).

Por lo tanto, es urgente descubrir el mecanismo molecular detrás de la resistencia adquirida a los medicamentos y desarrollar nuevos agentes de molécula pequeña que puedan superar la resistencia para un tratamiento efectivo de la PC. De hecho, los fármacos quimioterapéuticos actuales para el CP, como la gemcitabina, el 5-fluorouracilo y los fármacos a base de platino, tienen la limitación de la resistencia adquirida debido al diagnóstico tardío y la exposición repetida al fármaco de los pacientes. El mecanismo molecular de varios agentes quimioterapéuticos de primera línea para PC se dirige principalmente a la síntesis de ADN, reprimiendo los procesos mitóticos e induciendo la apoptosis de las células cancerosas, lo que eventualmente conduce a la muerte de las células tumorales. Sin embargo, la activación de las bombas de eflujo y los sistemas de reparación del ADN dañado están altamente asociados con la resistencia adquirida a los agentes quimioterapéuticos en las células cancerosas. Por lo tanto, existe la necesidad de agentes que aumenten los efectos anticancerígenos de los regímenes de quimioterapia existentes. En consecuencia, los compuestos naturales se han adquirido como agentes novedosos debido a sus posibles efectos antitumorales y su menor toxicidad (11).

En las células cancerosas, el estado redox es un indicador crucial en la adaptación de las células cancerosas a la quimioterapia y también se ve afectado por la resistencia a los medicamentos. Nrf2 es un factor de transcripción, codificado por el gen NFE2L2, que regula genes con secuencias similares a elementos de respuesta antioxidante, como la hemooxigenasa-1 (HO-1) y la peroxirredoxina. En condiciones normales de estrés, los niveles de Nrf2 están regulados negativamente por la proteína 1 asociada a ECH similar a Kelch (Keap1), una proteína adaptadora para la ubiquitina ligasa E3 que contiene culina 3, mediante la ubiquitinación de Nrf2 en el citoplasma, lo que posteriormente induce la degradación proteasomal. Sin embargo, las especies reactivas de oxígeno (ROS) afectan especialmente a Keap1, interfiriendo en su papel en la degradación de Nrf2 (11).

El Nrf2 estabilizado se puede acumular en el citoplasma y luego se transloca al núcleo para activar los factores de transcripción de su gen diana. Por lo tanto, la vía Keap1-Nrf2 se considera un sistema de defensa contra el estrés oxidativo. Recientemente, las evidencias acumuladas demostraron que la desregulación de Nrf2 está asociada con la tumorigénesis. La activación de Nrf2 provoca la proliferación y el crecimiento de las células cancerosas, lo que evita que las células cancerosas sufran apoptosis y muerte celular por quimioterapia o radioterapia. Estos eventos, por lo tanto, causan quimiorresistencia en las células cancerosas. Además, la sobreexpresión de oncogenes, la disfunción mitocondrial y un metabolismo aberrante provocan niveles elevados de ROS en varias células cancerosas. Por lo tanto, las manipulaciones farmacológicas de las vías de señalización de Nrf2/Keap1 pueden controlar potencialmente el crecimiento del tumor pancreático primario y podrían regular la proliferación de células cancerosas causada por agentes quimioterapéuticos. A pesar de la investigación en curso sobre los reguladores de Nrf2, las implicaciones biológicas de Nrf2 en la resistencia adquirida a los medicamentos en las células PC siguen sin estar claras (11).

Los glucósidos cardíacos (GC), como la uabaína, la digoxina y la digitoxina, se utilizan principalmente para el tratamiento de la insuficiencia cardíaca al actuar específicamente sobre la bomba Na + /K + -ATPasa en las células del músculo cardíaco. Estudios recientes también informaron que los GC tenían actividad antiproliferativa contra las células cancerosas in vitro e in vivo, lo que sugiere su potencial aplicable para la terapia del cáncer. Entre ellos, la digoxina es un fármaco fundamental para el tratamiento de la insuficiencia cardíaca, con una potente actividad antiproliferativa en las células cancerosas de pulmón, próstata, mama y ovario (11).

La digoxina también exhibe la inhibición de Nrf2 al controlar la actividad transcripcional de Nrf2-ARE en las células A549-ARE, y revierte la resistencia a los fármacos de la gemcitabina al dirigirse a Nrf2 y suprimir las vías de señalización de la fosfatidilinositol-3 quinasa (PI3K)/Akt en las células PC. Por lo tanto, planteamos la hipótesis de que dirigirse a Nrf2 con una clase de compuestos de glucósidos cardíacos puede ser un enfoque prometedor para superar la resistencia adquirida a la gemcitabina en las células PC. La periplocina es una clase de cardenolida de CG naturales y un componente de varias plantas, incluidas *Cortex Periplocae* y *Periploca forrestii*. Periplocin fue aislado previamente de la corteza de *Telectadium dongnaiense* (Asclepiadaceae) por nuestros grupos, y mostró una potente actividad antitumoral contra el cáncer de colon (11).

Otros estudios también reportaron su actividad antiproliferativa contra las células cancerosas; (i) la periplocina exhibe actividad antiproliferativa a través de la señalización de AMPK/mTOR y actividad apoptótica en células PC; (ii) la periplocina induce la detención del ciclo celular al dirigirse a la vía ERK/p38/JNK y activar la apoptosis mediante la vía mediada por TRAIL en células de mixofibrosarcoma humano; (iii) la periplocina bloquea las vías de señalización de Akt/ERK en las células de cáncer de pulmón; la periplocina potencia la actividad antitumoral dirigiéndose a la señalización de Wnt en las células de cáncer de colon. Estos datos previos sugieren que la periplocina es una molécula pequeña y atractiva que puede bloquear la proliferación celular e inducir la apoptosis en las células cancerosas (11).

En el presente estudio, para dilucidar el papel de Nrf2 en la resistencia adquirida a la gemcitabina en las células PC, se estableció una línea celular PC PANC-GR resistente a la gemcitabina a partir de células PANC-1 de cáncer de páncreas aumentando gradualmente las concentraciones de exposición a la gemcitabina. Se encontró que las células PANC-GR exhibían niveles de expresión más altos de Nrf2 en comparación con los de las células PANC-1 originales. La eliminación de Nrf2 por siRNA también exhibió la recuperación de la sensibilidad de gemcitabina en la actividad antiproliferativa en células PANC-GR. Estos datos sugieren que la regulación de Nrf2 por compuestos puede afectar a la superación de la resistencia adquirida a gemcitabina en células PC (11).

Los glucósidos cardíacos se utilizan principalmente para el tratamiento de la insuficiencia cardíaca con un índice terapéutico estrecho. Sin embargo, recientes evidencias acumuladas sugieren que los glucósidos cardíacos también exhiben actividad antitumoral con otros mecanismos moleculares diversos en células cancerosas independientes de la inhibición de la bomba Na+/K+ ATPasa. Estos estudios informaron que las nuevas clases de glucósidos cardíacos pueden proporcionar una nueva entidad de candidatos para el desarrollo de agentes antitumorales (11).

En nuestros continuos esfuerzos por aislar nuevos agentes antitumorales de fuentes naturales, informamos previamente sobre la actividad antitumoral de la periplocina, un glucósido cardíaco natural aislado de la corteza de *T. dongnaiense*, en células de cáncer colorrectal en modelos animales in vitro e in vivo. Dado que estudios recientes revelaron que los CG exhiben actividad antitumoral contra diversas células cancerosas, incluidas las células PC, asumimos que la periplocina también puede ser eficaz en la inhibición de la proliferación celular de las células PC y las células PC resistentes a la gemcitabina. Además, encontramos que la periplocina inhibe significativamente la proliferación de células PANC-1 y PANC-GR con valores IC 50 alrededor de concentraciones sub-µM (11).

Dado que la periplocina exhibió una potente actividad antiproliferativa contra las células PANC-GR, los efectos de la periplocina en las vías de señalización mediadas por Nrf2 se determinaron en las células PANC-GR. La sobreexpresión de Nrf2 en células PANC-GR fue suprimida de manera efectiva por periplocina, que posteriormente reguló a la baja las expresiones de biomarcadores aguas abajo mediadas por Nrf2, incluidos HO-1 y PRDX1. Sin embargo, Keap1, un factor de control negativo y compañero de unión de Nrf2, se incrementó mediante el tratamiento con periplocina en células PANC-GR. También encontramos que la periplocina podría inhibir la actividad transcripcional de Nrf2 (11).

Estos datos sugieren que la periplocina puede regular eficazmente las vías de señalización redox en las células PANC-GR mediante la modulación de la actividad transcripcional y la expresión traduccional de Nrf2. Curiosamente, los niveles de ROS fueron más bajos en las células PANC-GR en comparación con las células PANC-1, lo que puede sugerir que la mayor expresión de Nrf2 en las células PANC-GR en comparación con las células PANC-1 probablemente adicto al estado redox, lo que lleva a una disminución de la producción de ROS en las células PANC-GR en comparación con las células PANC-1. La periplocina mejoró significativamente la producción de ROS en las células PANC-GR, lo que podría provocar un cambio en el potencial de la membrana mitocondrial e inducir la apoptosis celular. Sin embargo, los niveles de ROS mitocondriales más detallados pueden evaluarse para comprender mejor los hallazgos (11).

Nrf2 también está asociado con G lo que podría provocar un cambio en el potencial de la membrana mitocondrial e inducir la apoptosis celular. Sin embargo, los niveles de ROS mitocondriales más detallados pueden evaluarse para comprender mejor los hallazgos. Nrf2 también está asociado con G lo que podría provocar un cambio en el potencial de la membrana mitocondrial e inducir la apoptosis celular. Sin embargo, los niveles de ROS mitocondriales más detallados pueden evaluarse para comprender mejor los hallazgos. Nrf2 también está asociado con G0 /G 1 regulación del ciclo celular. Como se esperaba, el tratamiento a corto plazo con periplocina suprimió la expresión de Nrf2, lo que condujo a la detención del ciclo celular G 0 /G 1 en células PANC-GR (11).

Además, la exposición a largo plazo de periplocina indujo apoptosis y expresión de biomarcadores apoptóticos en células PANC-GR.

Estos hallazgos también indican que la actividad antiproliferativa de la periplocina está parcialmente asociada con la inducción de la G 0 /G 1detención del ciclo celular y muerte celular apoptótica en células PANC-GR. Como la periplocina inhibe eficazmente la proliferación de células PANC-GR, evaluamos los efectos de una combinación de periplocina y gemcitabina en la proliferación de células PANC-GR in vitro e in vivo. Como resultado, encontramos que esta combinación mejoró sinérgicamente la actividad antiproliferativa contra las células PANC-GR (11).

Se demostró que Nrf2 juega un papel crucial en la regulación del estado redox y el crecimiento tumoral en células PANC-GR de cáncer de páncreas resistentes a gemcitabina. Además, la periplocina, un glucósido cardíaco natural, se identificó como un nuevo supresor de Nrf2 con una actividad antitumoral eficaz. Los mecanismos subyacentes para la actividad antiproliferación de la periplocina en las células PANC-GR implican la regulación de las vías de señalización mediadas por Nrf2 y el estado redox. La combinación con periplocina y gemcitabina exhibe sinérgicamente actividad antiproliferación e inducción de apoptosis en células

PANC-GR. Estos hallazgos sugieren que un mecanismo plausible para superar la resistencia a la gemcitabina está asociado con la regulación redox y el bloqueo de la vía de señalización mediada por Nrf2 (11)

NFR2 y los virus

Se ha observado que demasiado estrés oxidativo es una carga para la célula huésped. Por lo tanto, un virus necesita mantener el estrés oxidativo en un nivel óptimo, que debe ser lo suficientemente alto como para apoyar el metabolismo viral y no debe ser lo suficientemente alto como para matar una célula huésped. En una forma de controlar el nivel de especies reactivas de oxigeno (ROS), un virus ha evolucionado para obtener la capacidad de manipular la vía Nrf2 a su favor. Muchos estudios encontraron ejemplos de modulación positiva de la vía Nrf2 por estrés oxidativo inducido por virus. Sin embargo, en algunos casos, se demostró que varios virus suprimen activamente la vía Nrf2. Aquí, me gustaría presentar evidencia de modulaciones positivas y negativas de la vía Nrf2 por varios virus clínicamente relevantes y sus implicaciones en la patogénesis inducida por virus (12).

Virus de la leucemia murina de Moloney ts1

El virus de la leucemia murina de Moloney (MoMuLV) ts1 es un retrovirus mutante utilizado para el estudio de una neurodegeneración progresiva inducida por un virus de inmunodeficiencia humana (VIH). La acumulación de una glicoproteína de la envoltura viral procesada incorrectamente, pPr80env, el posterior inicio del estrés del RE y la siguiente apoptosis inducida por el estrés oxidativo de la microglía y los astrocitos infectados se han atribuido a esta neurodegeneración inducida por el virus. Sin embargo, una población seleccionada de astrocitos infectados pudo sobrevivir a los efectos citopáticos de una infección viral. En particular, la regulación positiva del sistema de defensa antioxidante a través de la activación de la vía Nrf2 se sugirió como un mecanismo importante para la supervivencia de los astrocitos infectados (12).

En este informe, se observó un aumento significativo en los niveles de Nrf2 y sus genes objetivo transcripcionales, incluido el antiportador de cisteína-glutamato de la superficie celular (xCT), las subunidades reguladoras y catalíticas de glutamato cisteína ligasa (GCLC y GCLM) y la glutatión peroxidasa (GPx) en estas células. Además, se demostró que albergaban cantidades mejoradas de proteínas relacionadas con la defensa redox, como gamma-glutamil transpeptidasa (γ -GT) y catalasa. En general, pudieron mantener niveles mucho más altos de glutatión intracelular (GSH) y cisteína en relación con los no infectados. Con base en estas observaciones, los autores concluyeron que la inmovilización exitosa del sistema de defensa redox tiol a través de una modulación positiva de la vía Nrf2 contribuyó a la supervivencia de los astrocitos infectados a pesar de los efectos citotóxicos de MoMuLV ts1 (12).

Virus de la Inmunodeficiencia Humana Tipo 1

El virus de la inmunodeficiencia humana tipo 1 (VIH-1) juega un papel etiológico en el desarrollo del síndrome de inmunodeficiencia adquirida (SIDA). Además de sus efectos inmunocomprometidos, la infección por VIH-1 también está relacionada con el desarrollo de trastornos neurocognitivos. En particular, se sugirió que una proteína viral gp120 desempeña un papel causal en la neurodegeneración asociada al VIH-1 a través de la inducción del estrés oxidativo. En respuesta a este estrés oxidativo inducido por el virus, se descubrió que la vía Nrf2 se activaba, lo que conducía a la expresión de una serie de genes de respuesta antioxidante dependientes de Nrf2, incluidos HO-1 y NQO-1. El pretratamiento con antioxidantes y un quelante de calcio antagonizó esta activación de Nrf2 inducida por gp120, lo que implica aún más la participación activa del estrés oxidativo y la señalización del calcio en el montaje de una medida de defensa antioxidante. Sobre la base de estas observaciones, se sugirió que la vía Nrf2 desempeñaba un papel protector en la promoción de la supervivencia de los astrocitos infectados por el VIH (12).

Además de la gp120, uno de los tres genes virales reguladores, también se ha demostrado que una proteína Tat es responsable de la inducción del estrés oxidativo en la infección por VIH-1. Con respecto a uno de los mecanismos potenciales para el estrés oxidativo inducido por Tat, se propuso una participación directa del receptor de N-metil-D-aspartato (NMDA) y la espermina oxidasa (SMO). En este informe, la estimulación del receptor NMDA por Tat y la subsiguiente catálisis acelerada de espermina en espermidina por SMO se sugirieron como el mecanismo principal para una mayor producción de H 2 O 2. Esto, a su vez, estabilizó Nrf2 y transactivó los genes diana de Nrf2, como NQO-1, CAT, SOD1 y HO-1. Esta serie de proteínas y enzimas citoprotectoras finalmente impidió la muerte celular inducida por Tat del VIH-1. Sobre la base de estos hallazgos, la vía Nrf2 se propuso como un determinante importante para la protección contra la neurodegeneración inducida por el VIH-1 (12).

La complicación pulmonar es una de las principales causas de muerte de los pacientes con VIH. En particular, se demostró que la expresión transgénica del VIH-1 afecta significativamente la capacidad fagocítica de los macrófagos alveolares en las ratas transgénicas con VIH-1. En relación con esta observación, el VIH-1 gp120 y Tat fueron identificados como agentes causantes del estrés oxidativo y el agotamiento del glutatión por la infección por VIH-1. Sin embargo, contrariamente a informes anteriores, la expresión de Nrf2 disminuyó en las células epiteliales alveolares de ratas transgénicas con VIH-1 en comparación con sus contrapartes de tipo salvaje. Esta expresión disminuida de Nrf2 aumentó aún más la permeabilidad de la barrera epitelial y disminuyó la resistencia eléctrica transepitelial en ratas transgénicas con VIH-1 (12).

La supresión de la vía Nrf2 también se detectó en macrófagos derivados de monocitos humanos infectados con VIH-1 o expuestos a proteínas relacionadas con el VIH. De acuerdo con esta observación, se observó un envejecimiento acelerado por la infección por VIH-1 en las ratas transgénicas con VIH-1. En estas ratas transgénicas con VIH-1, también se confirmó una reducción significativa en los niveles de proteína de Nrf2 y HO-1. Esto implica además el desequilibrio redox inducido por la expresión de los transgenes del VIH-1 como causante de la promoción de la senescencia en las ratas transgénicas. En base a estos hallazgos, se sugirió el uso de activadores Nrf2 como un enfoque prometedor para mejorar la inmunidad innata pulmonar en pacientes con VIH (12).

La regulación transcripcional de los genes del VIH-1 está controlada por un potenciador y promotor viral distinto llamado "repeticiones terminales largas" (LTR). Una variedad de factores transcripcionales virales y del huésped se unen a esta región de manera concertada para garantizar un ajuste fino de la expresión génica viral. En particular, se demostró que Tat desempeña un papel esencial en la regulación positiva de la transcripción de genes virales dependiente de LTR. Junto con gp120, Tat es uno de los dos actores principales responsables de la producción de mayores niveles de ROS y la posterior activación de la vía Nrf2 en las células infectadas con VIH-1. La activación de la vía Nrf2 por Tat se manifestó aún más por la transcripción mejorada de los genes objetivo de Nrf2 corriente abajo, como NQO1, HO-1 y aldo-cetorreductasa 1C1 (AKR1C1). Curiosamente, la vía Nrf2 resultó desempeñar un papel fundamental en la inhibición de la transcripción de genes virales dependiente de LTR. Estos hallazgos sugirieron una modulación farmacológica de la vía Nrf2 como una estrategia antiviral plausible para la anulación de la transcripción dependiente de LTR por parte del VIH (12).

Virus de la hepatitis C (VHC)

La infección por el VHC es responsable del desarrollo de la hepatitis crónica. Varias proteínas del VHC, incluidas core, NS3 y NS5A, se han atribuido a la inducción de estrés oxidativo en células de hepatoma humano. El daño hepatocelular del VHC se ha relacionado con el estrés oxidativo inducido por el VHC. Por otro lado, se demostró que la producción de ROS por infección con VHC induce la fosforilación y la translocación nuclear de Nrf2, transactivando así sus genes diana, como NQO1, HO-1 y γ GCSH. En particular, las quinasas celulares que incluyen JNK, ERK1/2, proteína quinasa activada por mitógeno p38 (MAPK), fosfatidilinositol 3-quinasa/Akt (PI3K-Akt), proteína quinasa C (PKC) y caseína quinasa 2 se han implicado en la fosforilación y activación de Nrf2. Sobre la base de estos hallazgos, se propuso que la activación de la vía Nrf2 fuera uno de los posibles mecanismos para la supervivencia de las células infectadas por el VHC (12).

Se demostró que la hepatitis C crónica se asocia frecuentemente con esteatosis, acumulación de gotitas de lípidos. Para estudiar la esteatosis inducida por el VHC, Sugiyama et al. (13), estableció con éxito una línea celular de hepatoma persistentemente infectada y la mantuvo durante más de un año. Como era de esperar, se detectó una notable acumulación de gotas de lípidos en esta línea celular. El análisis integrado de metabolómica y matrices de expresión reveló una regulación positiva constitutiva de los genes asociados a la vía

Nrf2, incluidos NQO1, GCLC, Maf, glucosa 6 fosfato deshidrogenasa (G6PD), metilentetrahidrofolato deshidrogenasa 2 (MTHFD2) y asparagina sintetasa (ASNS). En particular, también se encontró que la fosforilación de Nrf2 aumentaba en el extracto nuclear de estas células. La eliminación de Nrf2 suprimió significativamente la esteatosis y la infección por VHC. Estos hallazgos implican una modulación negativa de la vía Nrf2 como una estrategia prometedora para amortiguar la esteatosis inducida por el VHC (12).

Se ha descubierto que este p62 fosfomimético activaba la vía Nrf2. Esto, a su vez, facilitó la progresión maligna del carcinoma hepatocelular (HCC) por el VHC. Se encontró que los genes objetivo de Nrf2 aguas abajo, como la fosfogluconato deshidrogenasa (PGD), GCLC, NQO1 y UDP-glucosa deshidrogenasa (UGDH), estaban regulados al alza a nivel transcripcional por el fosfomimético p62. En consecuencia, esta activación de Nrf2 dependiente de p62 dio lugar a una sólida producción de GSH, lo que resultó en tolerancia a los medicamentos contra el cáncer y una mayor capacidad proliferativa en las células de hepatoma infectadas. Sobre la base de estos hallazgos, se identificó un inhibidor específico para la interacción KEAP1 y fosfo-p62, K67, mediante un cribado de alto rendimiento. Este inhibidor de Nrf2 fue capaz de suprimir el crecimiento tumoral y la tolerancia a los agentes anticancerígenos, lo que confirma aún más la orientación molecular de p62 como una posible estrategia quimioterapéutica para combatir el CHC por el VHC (12).

Como se señaló anteriormente, el VHC asociado con el estrés oxidativo conduce a la activación de la vía Nrf2. En contraposición a esto, Carvajal-Yepes et al. (14), descubrió un mecanismo único para la regulación negativa activa de la vía Nrf2 por una infección por VHC. Según su estudio, las proteínas virales, como core y NS3, pudieron inducir la mala localización de Maf pequeño, que es un factor de transcripción asociado para Nrf2, lo que resultó en la inhibición de la expresión dependiente de Nrf2 de genes diana como NQO1, GCLC y GPx. La actividad proteasómica general también se reguló a la baja en las células infectadas. Por lo tanto, dependiendo de los contextos celulares y los niveles de estrés oxidativo, la infección por VHC parece ejercer una influencia diferencial en la vía

Nrf2 (12).

Virus de la gripe

Varios estudios han demostrado que los virus de la influenza son un

agente causante del estrés oxidativo y la inflamación respiratoria. De

acuerdo con estas observaciones, se demostró que un virus de

influenza induce apoptosis y citotoxicidad en las células epiteliales

alveolares, como se manifiesta por una mayor expresión de caspasa

1, caspasa 3 y una citoquina proinflamatoria, IL-8. Por lo tanto, la

atenuación del estrés oxidativo y la inflamación mediante una

medida farmacológica puede ser beneficiosa para disminuir una

lesión pulmonar inducida por el virus de la gripe y la exacerbación

de enfermedades respiratorias existentes (12).

Curiosamente, este estrés oxidativo inducido por el virus de la

influenza, a su vez, pudo activar la vía Nrf2 a través dc la

facilitación de la translocación nuclear de Nrf2 y la expresión

posterior de los genes diana de Nrf2 como HO-1 en las células

epiteliales alveolares humanas. En consecuencia, la inducción de los

genes aguas abajo de Nrf2 fue capaz de proteger a las células infectadas contra la lesión celular inducida por virus. También se demostró que una lesión pulmonar similar inducida por lipopolisacárido (LPS) se alivia mediante la activación de la vía Nrf2. Sin embargo, en contraste con esta observación, un análisis proteómico realizado por Simon et al., encontró un impacto negativo de la infección por el virus de la influenza en la vía Nrf2. En este informe, se encontró que las células de adenocarcinoma bronquial humano infectadas por virus tenían una cantidad menor de una forma fosforilada de Nrf2 en sus núcleos. Similar a la infección por VHC, esta modulación diferencial dependiente del contexto celular de las respuestas antioxidantes inducidas por el virus parece ser otro tema recurrente en el caso del virus de la influenza (12).

Virus sincitial respiratorio

El virus sincitial respiratorio (RSV) es responsable de infecciones virales del tracto respiratorio superior e inferior en bebés y niños pequeños. La infección por RSV se asocia con el desarrollo de una enfermedad grave de las vías respiratorias inferiores asociada con bronquiolitis e insuficiencia respiratoria. Se demostró que la infección por RSV de las células epiteliales de las vías respiratorias induce la producción de ROS, que está involucrada en la activación del factor de transcripción y la expresión génica de quimiocinas para la inflamación y la defensa inmunitaria innata. De acuerdo con estos resultados, se informó que la infección por RSV induce un aumento significativo en los productos de peroxidación de lípidos, así como una disminución significativa en la relación GSH/GSSG en células epiteliales alveolares humanas de tipo II y células epiteliales de vías respiratorias pequeñas (12).

Sin embargo, a pesar del estrés oxidativo inducido por el virus, la infección por RSV pudo anular la activación de la vía Nrf2, lo que resultó en una reducción en los niveles de expresión de los genes objetivo de Nrf2, incluidos HO-1, SOD1, SOD3, GST, CAT y GPx. En consecuencia, el daño oxidativo celular inducido por el virus se aceleró aún más. Aunque otro grupo de investigadores informó sobre la activación de la vía Nrf2 por la infección por RSV, como se verificó por la translocación nuclear de Nrf2 y el aumento de la expresión de los genes diana de Nrf2 como GCLC, UGT1, NQO1, HO-1, GST y GPx en el normal ratones, esta activación de Nrf2 fue muy transitoria y desapareció solo un día después de la infección por

RSV. Además, también se demostró que la falta de expresión antioxidante dependiente de Nrf2 en ratones genéticamente deficientes en Nrf2 exacerba la inflamación y la lesión pulmonar. De acuerdo con esto, el análisis de proteínas de lavado broncoalveolar recuperadas de ratones infectados con RSV reveló una reducción global en la expresión de enzimas antioxidantes, incluidas SOD1, SOD3, CAT, GST y GPx, a través de la inactivación de la vía Nrf2. Colectivamente, RSV parece estar dotado de un poder especial para la regulación negativa activa de la vía Nrf2 para facilitar su patogénesis (12).

Con respecto a los posibles mecanismos para la inactivación de la vía Nrf2 por RSV, se sugirió la desregulación de la modificación postraduccional de Nrf2. Básicamente, se demostró que la desacetilación inducida por RSV, SUMOylation y la siguiente degradación proteasomal de Nrf2 son responsables de la regulación a la baja de la transcripción de genes dependientes de Nrf2 como NQO1, CAT y SOD1. En particular, se demostró que una ubiquitina ligasa E3 específica de SUMO, la proteína RING finger 4 (RNF4), desempeña un papel central en el proceso de degradación de Nrf2 inducida por RSV. En apoyo de este mecanismo, el tratamiento del inhibidor de la histona desacetilasa (HDAC), la tricostatina A (TSA), facilitó significativamente la acetilación y la degradación de Nrf2. Además, la infección por RSV dio lugar a una reducción significativa en la unión de la transacetilasa, CBP, al sitio ARE del promotor del gen SOD1. En base a estos hallazgos, podría emplearse una recuperación farmacológica de la vía Nrf2 mediante un activador de Nrf2 para producir efectos de mejora en la patogénesis inducida por RSV (12).

Virus de la hepatitis B (VHB)

El VHB se considera uno de los principales factores etiológicos en el desarrollo del CHC. La evidencia acumulada ha sugerido una activación constitutiva de la vía Nrf2 en varios cánceres humanos. En muchos tumores, el aumento de la expresión de los genes diana Nrf2 se consideró beneficioso para el escape de las células tumorales de la citotoxicidad inducida por la quimioterapia a través de la regulación al alza de la respuesta antioxidante. La inflamación crónica y el estrés celular concomitante debido a la sobreproducción permanente de proteínas virales inductoras de ROS se han asociado con el desarrollo de CHC por el VHB. Se informó que la infección por VHB induce una fuerte activación de la vía Nrf2 (12).

Más específicamente, se demostró que la proteína X del VHB (HBx) y la proteína de superficie grande del VHB (LHB) son responsables de la activación de los genes diana de Nrf2, como NQO1, GPx y GCL. Esta inducción dependiente del VHB de los genes regulados por Nrf2 parece proteger a las células infectadas del daño oxidativo. Con respecto a un mecanismo potencial para la activación de la vía Nrf2 inducida por HBx, la quinasa ATM, que es un sensor de daño de ADN bien conocido, estuvo implicada en este proceso. En este informe, la generación de ROS inducida por HBx aumentó una forma fosforilada de ATM, lo que facilitó la transcripción dependiente de Nrf2 de los genes HO-1, NQO1 y G6PD (12).

En este informe, HBx pudo aumentar la interacción entre KEAP1 y p62. Dado que p62 es un regulador negativo de KEAP1, el aumento de la asociación de KEAP1 con p62 por HBx libera Nrf2 del complejo KEAP1-Nrf2, lo que lleva a la activación de la vía Nrf2. En consecuencia, se incrementó la transcripción de los genes diana de Nrf2, incluidos G6PD, NQO1, GST y Cyp2a5. También se describió la regulación al alza de otro gen diana Nrf2, el receptor de insulina, por la infección por VHB. Sin embargo, en contraste con una inducción robusta de Nrf2 por la infección por VHB, se demostró que la infección por el genotipo G del VHB inhibe la activación de la vía Nrf2 debido a la acumulación intracelular de partículas subvirales de HBsAg. Los niveles de los genes, objetivo de Nrf2, como NQO1, AP1 y GPx, también se redujeron significativamente en estas células de replicación de HBV/G. Además del virus de la influenza y RSV, la modulación diferencial de la ruta Nrf2 basada en contextos celulares también parece ser aplicable en el caso de la infección por HBV (12).

Virus del herpes

Se ha demostrado que la producción de ROS y su daño tisular oxidativo asociado desempeñan un papel causal en la neuropatología inducida por el virus del herpes simplex (HSV-) 1. La inducción posterior del gen antioxidante también se observó durante la encefalitis herpética experimental. En particular, la regulación al alza de los genes diana de Nrf2, como HO-1 y GPx, se confirmó en el modelo de enfermedad del herpes. En este informe, se demostró que los astrocitos median la respuesta al estrés antioxidante tras la infección por HSV-1. Otro tipo de virus del herpes, el citomegalovirus humano (HCMV), también demostró la activación de la vía Nrf2 para la neutralización de los efectos citotóxicos de ROS (12).

En este informe, las células infectadas con HCMV tienen mayores niveles de enzimas antioxidantes y desintoxicantes dependientes de Nrf2, como SOD, GPx, GCLC, HO-1 y NQO1. Esto condujo a un aumento en los niveles de glutatión en las células infectadas por el virus. Lee et al. (12), también informó un resultado similar, que describió la protección de las células huésped contra el estrés oxidativo a través de la regulación positiva de la expresión de Nrf2 por la infección por HCMV. En este estudio, la expresión de los genes objetivo de Nrf2, como HO-1 y GCLC, fue inducida por proteínas tempranas inmediatas (IE) del virus, independientemente de las ROS (12).

Esto sugiere la existencia de un mecanismo independiente de ROS para la activación de la vía Nrf2 en el caso de infección por HCMV. Específicamente, se demostró que la CK2 quinasa está involucrada en esta activación de Nrf2 mediada por HCMV. Otro tipo de virus del herpes, el herpesvirus asociado al sarcoma de Kaposi (KSHV), desempeña un papel etiológico en el desarrollo del sarcoma de Kaposi y el linfoma de células B de efusión primaria. KSHV se ha implicado en la inducción de Nrf2 tras la infección de células endoteliales. En este informe, la infección de novo por KSHV de células endoteliales microvasculares dérmicas humanas activó la vía Nrf2 a través de la disociación mediada por ROS de KEAP1 del complejo Nrf2-KEAP1 y la posterior fosforilación y translocación nuclear de Nrf2. Esto condujo a una mayor expresión de los genes diana de Nrf2, como NQO1 y HO-1. En particular, se descubrió que Nrf2 activado se localizó con el genoma de KSHV, así como con la proteína de latencia LANA-1, lo que sugiere un papel potencial de Nrf2 en la regulación directa de la transcripción y replicación de los genomas de KSHV (12).

Virus del dengue

El virus del dengue (DENV) es un virus tropical transmitido por artrópodos responsable del desarrollo de la fiebre del dengue y enfermedades relacionadas. El estudio de la infección por DENV sugiere la presencia de una interacción importante entre la generación de estrés oxidativo y la inmunopatología de la enfermedad por DENV. La activación preferencial de la vía Nrf2 por una infección por DENV en células dendríticas derivadas de monocitos humanos primarios se informó mediante el uso de un análisis transcriptómico de todo el genoma. En este informe, la respuesta celular al estrés oxidativo es necesaria para las respuestas inmunitarias innatas inducidas por DENV (12).

En particular, la acumulación de ROS intracelular derivada de NOX en las células infectadas fue necesaria para la potenciación de la respuesta inmunitaria. Los genes objetivo de Nrf2, que son estimulados por una infección por DENV, incluyen HO-1, NQO1, SOD2, GCLM y GCLC. También se describió otro ejemplo de la activación de la vía Nrf2 por DENV en fagocitos mononucleares. En este estudio, se demostró que la proteína NS2B3 del DENV está involucrada en la inducción del estrés del RE y en la activación de la vía Nrf2. La activación de la vía Nrf2 inducida por NS2B3 dio como resultado una regulación positiva de la familia de dominios de lectina tipo c 5, miembro A (CLEC5A) y, en última instancia, la producción de factor de necrosis tumoral (TNF-) α (12).

Virus de Marburg

El virus de Marburg (MARV) es un agente causante de la fiebre hemorrágica letal en humanos. Dos grupos de investigación independientes demostraron la activación de la vía Nrf2 por infección con MARV a través de los efectos inhibidores de la proteína viral VP24 en KEAP1. En sus estudios, se encontró que el sitio de unión de VP24 estaba ubicado dentro del dominio Kelch de KEAP1, que se superponía con el sitio de unión de Nrf2. Por lo tanto, la expresión de VP24 indujo la activación de Nrf2 y la transcripción de genes dependientes de Nrf2 como HO-1, NQO1 y GCLM. Curiosamente, se demostró que la dimerización de VP24 desempeña un papel en la regulación de la interacción VP24-KEAP1, ya que la pérdida de la dimerización de VP24 resultó en un aumento de la unión de KEAP1 y la actividad del promotor ARE dependiente de VP24. Por lo tanto, la inhibición farmacológica de la vía Nrf2 puede ser útil para amortiguar la patogénesis asociada con MARV.

Viremia primaveral del virus de la carpa (SVCV)

El virus de la viremia primaveral de la carpa (SVCV) es el agente etiológico de la viremia primaveral de la carpa. La infección por SVCV pudo aumentar la capacidad antioxidante celular total y la expresión de Nrf2, lo que llevó a un aumento en la expresión de los genes diana de Nrf2, como HO-1 y SOD1. La producción elevada de ROS tras la infección por SVCV parece ser responsable de la activación de la vía Nrf2 (12).

Vírus del oeste del Nilo

La infección por el virus del Nilo Occidental (WNV) desempeña un papel etiológico en el desarrollo de enfermedades neuroinvasivas, como la encefalitis transmitida por mosquitos. También se demostró que la infección por WNV activa la vía Nrf2, como lo demuestra un aumento significativo en las expresiones de genes antioxidantes como GCLC, SOD y GPx. En varios informes, el aumento de los niveles de GSH a través de la activación de la vía Nrf2 inhibió la formación de gránulos de estrés inducidos por arsenito en células BHK infectadas con WNV. Con base en estas observaciones, los autores sugieren que la activación de la vía Nrf2 inducida por WNV protege a las células infectadas contra el daño mitocondrial inducido por ROS inducido por arsenito (12).

Virus de la necrosis nerviosa del mero de manchas rojas

El virus de la necrosis nerviosa del mero de manchas rojas (RGNNV), un virus patógeno de los peces, indujo estrés oxidativo, apoptosis y necrosis postapoptótica en una línea celular de hígado de mero. Se demostró que la infección por RGNNV es capaz de producir ROS y la posterior regulación positiva de enzimas antioxidantes como Cu/Zn SOD y catalasa en células GF-1 (12).

Obesidad y Síndrome Metabólico

La obesidad es una enfermedad de prevalencia mundial caracterizada por una acumulación excesiva de tejido adiposo. En la última década, se destacó el papel de Nrf2 en la patogenia de la obesidad, como se explica en varias revisiones. Hasta la fecha, los hallazgos sobre el impacto de Nrf2 en la obesidad han sido bastante controvertidos. Los fibroblastos embrionarios de ratón (MEF) Nrf2 -/- exhiben una mayor adipogénesis tras la estimulación, mientras que los MEF Keap1 -/- , que exhiben una mayor señalización de Nrf2, muestran una diferenciación retrasada. Cuando Nrf2 dominante positivo se introduce en Nrf2 -/- MEF, la diferenciación de adipocitos se recupera, lo que sugiere un papel para Nrf2 en la prevención de la adipogénesis (9).

Por el contrario, la deficiencia de Nrf2 en preadipocitos de ratón en cultivo primario y en células 3T3-L1 bloquea la diferenciación adipogénica inducida por cócteles hormonales. Es importante señalar que la deficiencia de Nrf2 en las células 3T3-L1 inhibe la inducción de CCAAT/proteína β de unión a potenciadores, uno de los principales reguladores de la adipogénesis; un ensayo de inmunoprecipitación de cromatina reveló que Nrf2 regula la transcripción del promotor del gen β de la proteína de unión a CCAAT/potenciador. Además, en los MEF, las células 3T3-L1 e incluso en los preadipocitos subcutáneos humanos, la deficiencia selectiva de Nrf2 altera la diferenciación de los adipocitos y reduce la expresión del receptor γ activado por el proliferador de peroxisomas (9).

Enfermedad inflamatoria intestinal

La enfermedad inflamatoria intestinal (EII) representa un grupo de trastornos intestinales que causan una inflamación prolongada del tracto digestivo. La inflamación es crónica, con períodos de remisión y recaída; La enfermedad de Crohn y la colitis ulcerosa son los dos subtipos de EII. Aunque los ácidos 5-aminosalicílicos, como la mesalazina, así como los esteroides y los antagonistas del TNF-α u otras citocinas inflamatorias, son tratamientos aprobados para la EII, la patogenia de la enfermedad no se comprende por completo. La alteración de la permeabilidad intestinal es el sello distintivo de la EII. Fisiológicamente, la mucosa intestinal funciona como una barrera física e inmunológica contra diversas agresiones (9).

La barrera mucosa comprende una capa de moco externa, células epiteliales intestinales (IEC) y la lámina propia interna, en la que residen las células inmunitarias innatas y adaptativas. Los IEC expresan una variedad de receptores inmunitarios innatos, como los receptores tipo Toll (TLR), que detectan microbios y señales de peligro endógenas. Los linfocitos intraepiteliales intestinales residen entre los IEC y participan en la formación de la barrera de la mucosa intestinal. Tras la invasión de patógenos, la desregulación de la inmunidad de la mucosa o el daño a los linfocitos intraepiteliales intestinales, se interrumpe la homeostasis intestinal y se exacerba la inflamación. Estos fenómenos están relacionados con la producción excesiva de radicales libres y la inflamación de la mucosa. Varios estudios muestran que el estrés oxidativo es excesivo en pacientes con EII. Este estrés es causado por varios factores, incluidas las anomalías autoinmunes, los cambios en la microbiota y la dieta. En este sentido, la mejora del estrés oxidativo mediante la activación de Nrf2 podría ser un mecanismo ideal para tratar la EII (9).

La activación de Nrf2 mejora la integridad de la barrera intestinal en varios modelos de intestino permeable. En un modelo de inflamación colónica inducida por uremia, el activador farmacológico Nrf2 dh404 restaura los niveles de proteína claudina-1, ocludina y zona ocludens, que son necesarios para una función de barrera óptima. De acuerdo con esto, la activación de la cascada de señalización ERK/Nrf2/HO-1 en un modelo de lesión cerebral traumática mejora la mitofagia, lo que aumenta la expresión de las proteínas ocludina y zona ocludens en la capa epitelial intestinal. Además, el activador de Nrf2, procianidina B22, protege contra el daño oxidativo en las células del colon y aumenta la expresión del antioxidante glutatión S-transferasa P1. La activación de Nrf2 por nanoselenio biogénico protege contra la lesión de la barrera epitelial; sin embargo, su efecto se ve afectado por la caída de Nrf2, lo que confirma que su actividad depende de Nrf2. De hecho, Nrf2 se une a la región promotora de claudin-4, aumentando así su expresión; claudin-4 también está regulado a la baja en células epiteliales esofágicas deficientes en Nrf2 (9).

Lupus eritematoso sistémico

El lupus eritematoso sistémico (LES) es una enfermedad autoinmune que implica la inflamación de múltiples órganos, lo que eventualmente conduce a complicaciones graves que amenazan la vida. La causa de la autoinmunidad es multifactorial, pero la interacción entre varias células inmunitarias es fundamental. Se observa señalización aberrante de IFN, activación del inflamasoma NLRP3, así como células B y células Th17, e incluso hiperactivación de células T CD8 + citotóxicas. Además, las células T y las células asesinas naturales de los pacientes con LES muestran niveles de ROS intracelulares más altos que las células B de los controles sanos; al mismo tiempo, los niveles de Keap1 y Nrf2 se elevan como un mecanismo de defensa antioxidante. Otro estudio de pacientes con LES muestra que el aumento de las células dendríticas plasmocitoides circulantes se asocia con un aumento de la actividad de la enfermedad; a su vez, la actividad de la enfermedad se asocia positivamente con mayores niveles de ROS en las células dendríticas, debido al menos parcialmente a la reducción de la expresión de Nrf2. Más adelante en esta sección, analizamos brevemente si la actividad mejorada de Nrf2 modula los subconjuntos de células inmunitarias (9).

La evidencia acumulada de estudios en animales implica la deficiencia de Nrf2 en la patogénesis del LES. Por ejemplo, los ratones hembra deficientes en Nrf2 son propensos a desarrollar una condición autoinmune que se asemeja al LES humano. Además, la deficiencia de Nrf2 aumenta la nefritis lúpica y el número de células Th17 en ratones B6/lpr. Sin embargo, al igual que con la EII, los resultados son contradictorios. Otro estudio muestra que la deficiencia de Nrf2 mejora la nefritis autoinmune propensa al lupus en un modelo de lupus en ratones, como lo demuestra la vida útil prolongada y la linfadenopatía reducida (9).

Artritis reumatoide (AR)

La AR es una enfermedad crónica, autoinmune e inflamatoria. Desde el punto de vista fisiopatológico, la enfermedad se caracteriza por la inflamación del revestimiento de las articulaciones (sinovitis), que finalmente conduce a la destrucción del cartílago y del hueso subyacente. Estos efectos están mediados por la activación y migración de neutrófilos, macrófagos y linfocitos. Esto da como resultado una mayor producción de mediadores proinflamatorios, como oxidantes, eicosanoides y citocinas, y desencadena una hiperproliferación de fibroblastos sinoviales. En la membrana sinovial y la médula ósea adyacente, las vías inmunitarias innatas y adaptativas se integran para promover la remodelación de tejidos y el daño articular. Los bucles de retroalimentación positivos mediados por interacciones entre leucocitos, fibroblastos sinoviales, condrocitos y osteoclastos, junto con los productos moleculares del daño tisular/óseo, impulsan la fase crónica de la AR (9).

El estrés oxidativo juega un papel perjudicial en la fisiopatología de la AR. De hecho, la evidencia emergente de varios modelos de enfermedades muestra que la activación de Nrf2 mejora la AR. El resveratrol alivia el estrés oxidativo y la apoptosis en sinoviocitos similares a fibroblastos tratados con peróxido de hidrógeno mediante la activación de la vía Nrf2-Keap1. En ratas, la DMF mejora la artritis inducida por el adyuvante de Freund al suprimir los marcadores de estrés oxidativo y los mediadores inflamatorios, y al aumentar los niveles de Nrf2 y HO-1 en las articulaciones afectadas (9).

La evidencia reciente sugiere que no solo las células Th1, sino también las células Th17, que producen IL-17A, 17F, 21 y 22, están involucradas en la patogénesis de la AR. Cuando el activador de Nrf2 kurarinona se administra por vía oral a ratones con artritis inducida por colágeno, los niveles de citocinas proinflamatorias (TNF-α, IL-6, IFN-γ e IL-17A) caen tanto en el suero como en los tejidos de las patas. Además, la kurarinona reduce la fosforilación de STAT1 y STAT3, así como el número de células Th1 y Th17 en los ganglios linfáticos, lo que sugiere que la kurarinona ejerce un efecto antiinflamatorio al inhibir la diferenciación de las células Th1 y Th17 (9).

Activación de Nrf2 y nutrientes bioactivos

Nutrientes bioactivos

La dieta humana proporciona una amplia variedad de nutrientes bioactivos que poseen efectos beneficiosos para la salud y son capaces de activar la vía de señalización Nrf2. Los isotiocianatos (verduras crucíferas), los compuestos organosulfurados (ajo y cebolla), los polifenoles (té verde y cúrcuma especiada) y las isoflavonas (frijoles de soja) se han caracterizado como potentes activadores de Nrf2 (15). En general, estos compuestos naturales pueden estimular varias quinasas aguas arriba, interferir en la interacción Keap1-Nrf2 y/o alterar el equilibrio redox celular, lo que da como resultado la activación de la vía Nrf2. La administración de estos compuestos, es decir, sulforafano, curcumina, trisulfuro de daillilo (DATS), epigalocatequina-3-galato (EGCG) y genisteína, se ha informado que protegen contra la carcinogénesis, la neurodegeneración, las enfermedades cardiovasculares y la neuropatía diabética en modelos de roedores en parte a través de la activación de la vía Nrf2. El consumo de una cantidad suficiente de frutas y verduras no es solo para satisfacer las necesidades nutricionales, sino también para aumentar la capacidad de defensa contra el estrés oxidativo y las enfermedades asociadas a la inflamación (8).

El sulforafano, un isotiocianato, se puede digerir a partir de vegetales crucíferos cocidos y una variedad de suplementos orales que contienen sulforafano purificado o extracto de brotes de brócoli. El sulforafano activa la vía Nrf2-Keap1 a través de modificaciones directas de las cisteínas Keap1 críticas, especialmente Cys151, como se evidencia en el análisis de espectrometría de masas, la mutagénesis dirigida al sitio y los experimentos in vivo. El tratamiento con sulforafano también promueve la internalización ribosomal del ARNm de Nrf2 para la síntesis de proteínas. Recientemente, se ha demostrado que el sulforafano restaura la expresión del ARNm de Nrf2 epigenéticamente a través de la desmetilación de los CpG del promotor en las células TRAMP-C1 y JB6 (8).

Después de la administración aguda o prolongada de sulforafano, se inducen enzimas antioxidantes y metabolizadoras de fármacos de fase II en el hígado, los intestinos, la piel, la próstata y los linfocitos sanguíneos. Se ha demostrado que el sulforafano protege contra la carcinogénesis en varios tipos de modelos de cáncer transgénico e inducido por carcinógenos. Los estudios clínicos han demostrado que el consumo de extracto de brotes de brócoli cambia la disposición de los aductos de aflatoxina-ADN y es bien tolerado en humanos (8).

La curcumina, un fitoquímico polifenólico, es uno de los componentes más activos de *Curcuma longa* (cúrcuma), que es una planta herbácea perenne monocotiledónea *rhizomatus* miembro de la familia del jengibre (*Zingiberaceae*). La evidencia ha demostrado que la curcumina podría inducir fuertemente HO-1 y otras proteínas miembros de la desintoxicación de Fase II a través de la activación de la vía Nrf2/ARE en diferentes tejidos. En un estudio in vivo a largo plazo, la curcumina mostró un efecto de prevención del cáncer al inducir enzimas antioxidantes de fase II a través de la activación de la señalización Nrf2, la restauración del supresor tumoral p53 y la modulación de mediadores inflamatorios (16). Después de la inyección intraperitoneal de curcumina a ratones, indujo mucho la actividad de Nrf2/ARE en el intestino, el hígado, los riñones y el bazo. Se descubrió que la curcumina induce la expresión de HO-1 a

103

través de la activación de Nrf2 al unirse al residuo de cisteína de Keap1. También se encontró que la curcumina aumenta la expresión de NQO1 y la actividad de unión de Nrf2 al elemento de respuesta antioxidante (ARE). Nuestro reciente estudio epigenético encontró que la curcumina restaura la expresión de Nrf2 a través de la desmetilación de su región promotora CpGs (8).

DATS, un organosulfuro, es uno de los principales componentes del aceite de ajo. En experimentos in vitro e in vivo, DATS activa Nrf2 e induce la expresión de HO-1 y NQO1 que parece estar mediada por la modificación del residuo Keap1 Cys288. La producción de ROS inducida por DATS y la posterior activación de quinasas aguas arriba también pueden estar relacionadas con la activación de Nrf2. Cuando los cardiomiocitos expuestos a glucosa alta se trataron con DATS, mostraron protección contra la apoptosis mediada por ROS inducida por hiperglucemia mediante el aumento de la expresión de HO-1 y Nrf2 a través de la regulación positiva de la vía PI3K/Akt/Nrf2 (8).

El EGCG, un polifenol que se encuentra abundantemente en el té verde, posee actividades antioxidantes y quimiopreventivas. Usando estudios in vitro e in vivo, EGCG ha demostrado su efecto en el aumento de la expresión de NRF2 como un posible agente quimiopreventivo para el cáncer o la nefritis lúpica. Muchas publicaciones han revelado el mecanismo de EGCG en la vía Nrf2. EGCG ha demostrado su efecto protector sobre las células endoteliales de la vena umbilical humana frente a la lesión por estrés oxidativo inducida por PM2.5 mediante la regulación positiva de Nrf2/HO-1 a través de la activación de las vías de señalización p38 MAPK y ERK1/2. También se ha encontrado que EGCG induce la expresión mediada por Nrf2 de MnSOD y HO-1 y la activación de ERK1/2 y PI3K/Akt en células MCF10A. EGCG podría promover la translocación nuclear de Nrf2 y se encontró que EGCG promueve la disociación de Nrf2 de Keap1. De igual forma se informa que SFN y EGCG aumentaron la translocación nuclear de Nrf2 y la expresión de HO-1 en la línea celular monocítica de ratón. EGCG promueve la translocación nuclear de Nrf2 en la línea de células epiteliales tubulares proximales de riñón de rata normal NRK-52E (8).

La genisteína es una importante isoflavona de soja en los productos de este vegetal. Se demostró que la genisteína en dosis bajas ejerce una profunda neuroprotección, efectos antioxidantes y de preservación de la función cognitiva en ratas a través de la activación mejorada de eNOS y la regulación positiva de Nrf2 / HO-1 a través del aumento de la nitrosilación S de Keap1, la acumulación nuclear de Nrf2 y la actividad de unión de ADN mejorada de Nrf2. Se descubrió que la genisteína protege a las células endoteliales cerebrovasculares del daño oxidativo mediante la activación de la vía de señalización Nrf2 a través de la modulación de la actividad PI3K (8).

Activadores farmacológicos Nrf2 en ensayos clínicos

Activadores farmacológicos

Varios activadores farmacológicos de Nrf2 se han probado o se están probando actualmente en ensayos clínicos para el tratamiento de diversas enfermedades. En la tabla 1 se muestran algunos de los ensayos clínicos relacionados con Nrf2, con acción específica en las enfermedades mencionadas. Los ensayos de enfermedades inflamatorias crónicas, EII y enfermedades autoinmunes como el LES aún se encuentran en la etapa preclínica, por lo que hay pocos datos sobre el progreso de los ensayos clínicos prospectivos. La bardoxolona metilo (CDDO-Me; RTA-402) es un triterpenoide semisintético derivado del ácido oleanólico. CDDO-Me, una cianoenona fuertemente electrófila, se une de forma covalente y reversible a los grupos sulfhidrilo de Keap1, lo que desencadena cambios estructurales que impiden la ubiquitinación de Nrf2. Esto permite que Nrf2 activado se transloque al núcleo y regule al alza los genes antioxidantes y citoprotectores.

Tabla 1. Ensayos clínicos utilizando activadores Nrf2 en enfermedades metabólicas/inflamatorias.

Mecanismo o nombre compuesto	Enfermedad	Estado	Fase
Compuestos sintéticos			
Metil bardoxolona (CDDO-Me, BARD, RTA-402) [Compuestos electrofílicos]	Obesidad	Terminado	I
	Hipertensión pulmonar	Terminado	III
	Hipertensión arterial pulmonar asociada a enfermedad del tejido conectivo	Terminado	III
	Infección por coronavirus 2 del síndrome respiratorio agudo severo (SARS-CoV-2); Enfermedad por coronavirus 2019 (COVID-19)	Terminado	II/III
	Glomeruloesclerosis segmentaria focal (GEFS)	Terminado	II
	Enfermedad renal diabética	Terminado	II
	Diabetes tipo 2	Terminado	II
	ERC asociada a diabetes tipo 1	Terminado	II
	ERC asociada a diabetes tipo 2	Terminado	III
	Enfermedad renal crónica	Activo	II
Fumarato de dimetilo (nombre comercial Tecifidera ®) [Compuestos electrofílicos]	Esclerosis múltiple pediátrica, remitente-recurrente	Reclutamiento	III
	Esclerosis múltiple	Terminado	II
	Accidente cerebrovascular isquémico	Sin reclutar	II
	Apnea obstructiva del sueño	Terminado	II
	Hipertensión pulmonar Esclerodermia	Terminado	I

	Degeneración macular relacionada con la edad (AMD)	Sin reclutar	II
	Artritis psoriásica	Retirado	II
Oltipraz (CB-1400) [Compuestos electrofílicos]	Enfermedad del hígado graso no alcohólico (EHGNA)	Reclutamiento	II/III
Omaveloxolona [compuestos electrofílicos]	Ataxia de Friedreich	Activo	II/III
	Miopatía mitocondrial	Terminado	II
	Cataratas	Terminado	II
	Inflamación ocular	Terminado	II
	Cirrosis hepática, insuficiencia hepática	Terminado	I
Ursodiol (ácido ursodesoxicólico, nombres comerciales Actigall ® o Urso ®) [compuestos electrofílicos]	enfermedad de Parkinson	Terminado	II
	Colitis ulcerosa	Reclutamiento	II/III
	Diabetes tipo 2	Terminado	II
	Esteatosis hepática	Terminado	II
	retinopatía	Terminado	I
Dimetil curcumina (AJ-101, ASC-J9) [Compuestos electrofílicos]	Acné común	Terminado	II
	Acné inflamatorio	Terminado	II
AJ-201 (ALZ-002, ASC-JM-17) [Compuestos electrofílicos]	Atrofia muscular espinal y bulbar	Terminado	I
Compuestos naturales			
Sulforafano (SFN) [Compuestos electrofílicos]	Diabetes tipo 2	Terminado	II
	Trastornos cognitivos	Sin reclutar	II
	Enfermedad Pulmonar Obstructiva Crónica (EPOC)	Terminado	II
	Asma	Terminado	N/A

	Trastorno esquizoafectivo, Esquizofrenia	Terminado	II
	Desórdenes del espectro autista	Terminado	II
Sulforadex (SFX-01) [Compuestos electrofílicos]	Hemorragia subaracnoidea	Terminado	II
Curcumina [compuestos electrofílicos]	Prediabetes	Desconocido	IV
	Nefropatía diabética	Desconocido	II/III
	Diabetes tipo 2	Desconocido	IV
Resveratrol [Compuestos electrofílicos]	Nefropatía diabética	Terminado	I
	Diabetes gestacional	Desconocido	IV
	Diabetes tipo 2	Terminado	III
Quercetina [Compuestos electrofílicos]	Diabetes tipo 2	Terminado	II

Fuente: Adaptado de Kim et al. (9)

En todo caso, esta tabla solo muestra una parte de los múltiples ensayos que se están realizando actualmente en los mejores centros de investigación del mundo, para conocer todas las aplicaciones de Nrf2. También se muestra una tabla de abreviaturas utilizadas por los investigadores citados en este libro.

Tabla 2. Abreviaturas utilizadas en las investigaciones citadas.

Abreviaturas	Nombre original en inglés
ARE	Antioxidant response elements
AA	Arachidonic acid
bZIP	Basic-region leucine zipper
BDNF	Brain-derived neurotrophic factor
BTB	Bric-a-brac
β-TrCP	β-transducin repeat-containing protein
CREB	cAMP response element-binding protein
CBP	CREB-binding protein
CNC	Cap'n'collar
CK2	Casein kinase II
CAT	Catalase
CSF	Cerebrospinal fluid
CSDS	Chronic social defeat stress
CUMS	Chronic unpredictable mild stress
JNK	c-Jun N-terminal kinase
CRP	C-reactive protein
Cul3	Cullin 3

DAMPs	Damage-associated molecular patterns
DMF	Dimethyl fumarate
DGR	Double glycine repeat
Drp1	Dynamin-related protein 1
ETC	Electron transport chain
ERK	Extracellular regulated kinases
FTH1	Ferritin heavy chain 1
FTL1	Ferritin light chain 1
GCL	Glutamate-cysteine ligase
GSH	Glutathione
GPX	Glutathione peroxidase
GR	Glutathione reductase
GST	Glutathione S-transferase
GSS	Glutathione synthetase
GSK-3β	Glycogen synthase kinase-3β
HO-1	Heme oxygenase 1
IDO	Indoleamine-pyrrole 2,3-dioxygenase
IL	Interleukin
Keap1	Kelch-like ECH-associated protein 1
LIP	Labile iron pools

LC3	Light chain 3
LH	Learned helplessness
L-OH	Lipid alcohols
L-OOH	Lipid hydroperoxides
LPS	Lipopolysaccharide
MDD	Major depressive disorder
MDA	Malondialdehyde
mtDNA	mitochondrial DNA
mPFC	Medial prefrontal cortex
MPTP	mitochondrial permeability transition pores
MAO	monoamine oxidase
MAOI	Monoamine oxidase inhibitor
NQO1	NAD(P)H dehydrogenase quinone 1
NF-κB	Nuclear factor-κB
Nrf2	Nuclear factor erythroid 2-related factor 2
PRDX	Peroxiredoxin
PPARγ	Peroxisome proliferator-activated receptor gamma
PGC-1α	peroxisome proliferator-activated receptor gamma coactivator alpha
PUFA	Polyunsaturated fatty acids
PFC	prefrontal cortex

PKC	Protein kinase C
PKR	protein kinase R
PERK	PKR-like endoplasmic reticulum kinase
PINK1	PTEN-induced putative kinase 1
MAPK	p38 mitogen-activated protein kinases
RLS	Reactive lipid species
RNS	Reactive nitrogen species
ROS	Reactive oxygen species
rTMS	Repetitive transcranial magnetic stimulation
RXRα	Retinoic X receptor α
SSRIs	Selective serotonin reuptake inhibitors
Sirt1	Sirtuin-1
sMaf	Small musculoaponeurotic fibrosarcoma
Srx1	Sulfiredoxin 1
SOD	Superoxide dismutase
TRX	Thioredoxin
TrxR	Thioredoxin reductase
TFR1	Transferrin receptor 1
TSPO	Translocator protein
TNF-α	Tumor necrosis factor-α

ULK1	unc-51-like kinase 1
XO	xanthine oxidase
4-HNE	4-hydroxy-2-nonenal
5-HT	5-hydroxytryptamine

Fuente: Adaptado de Zou (3)

Referencias

1. Liu Y, Uruno A, Saito R, Matsukawa N, Hishinuma E, Saigusa D, et al. Nrf2 deficiency deteriorates diabetic kidney disease in Akita model mice. Redox Biology. 2022; 58.

2. McCord J, Hybertson B, Cota-Gomez A, Geraci K, Gao B. Nrf2 Activator PB125® as a Potential Therapeutic Agent against COVID-19. Antoixidants. 2020; 9(6): p. 513-518.

3. Zuo C, Cao H, Song Y, Gu Z, Huang Y, Yang Y, et al. Nrf2: An all-rounder in depression. Redox Biology. 2022; 58.

4. He F, Ru X, Wen T. NRF2, a Transcription Factor for Stress Response and Beyond. International Journal of Molecular Sciences. 2020; 21(13).

5. Fu J, Xiong Z, Huang C, Chen KN, Kang X. Hyperactivity of the transcription factor Nrf2 causes metabolic reprogramming in mouse esophagus. Journal of Biological Chemistry. 2019; 294(1): p. 327-340.

6. Antonucci L, He F, Karin M. NRF2 as a regulator of cell metabolism and inflammation in cancer. Carcinogenesis. 2020; 41(4): p. 405-416.

7. Lunt S, VanderHeiden M. Aerobic Glycolysis: Meeting the Metabolic Requirements of Cell Proliferation. DSpace@MIT. 2011.

8. Huang Y, Li W, Su Zy, Kong T. The complexity of the Nrf2 pathway: Beyond the antioxidant response. The Journal of Nutritional Biochemistry. 2015; 26(12): p. 1401-1413.

9. Kim MJ, Jeon JH. Recent Advances in Understanding Nrf2 Agonism and Its Potential Clinical Application to Metabolic and

Inflammatory Diseases. International Journal of Molecular Science. 2022; 23(5).

10 Liu P, Anandhana A, Chen J, Shakya A, Dodson M, Ooi A, et al.
. Decreased autophagosome biogenesis, reduced NRF2, and enhanced ferroptotic cell death are underlying molecular mechanisms of non-alcoholic fatty liver disease. Redox Biology. 2023; 59.

11 Seo E, Sub W, Won C, Kyung W, JooPark H, KookLee S.
. Periplocin exerts antitumor activity by regulating Nrf2-mediated signaling pathway in gemcitabine-resistant pancreatic cancer cells. Biomedicine & Pharmacotherapy. 2023; 157.

12 Lee C. Therapeutic Modulation of Virus-Induced Oxidative Stress
. via the Nrf2-Dependent Antioxidative Pathway. Oxidative Medicine and Cellular Longevity. 2018.

13 Sugiyama K, Ebinuma H, Nakamoto N, Sakasegawa N, Murakami
. Y, Chu PS, et al. Prominent steatosis with hypermetabolism of the cell line permissive for years of infection with hepatitis C virus. Plos One. 2014.

14 Carvajal-Yepes M, Himmelsbach K, Schaedler S, Ploen D, Krause
. J, Ludwig L, et al. Hepatitis C virus impairs the induction of cytoprotective Nrf2 target genes by delocalization of small Maf proteins. Journal Biology and Chemistry. 2011; 286(11): p. 41-51.

15 Keum YS, Jeong WS, Kong T. Chemopreventive functions of
. isothiocyanates. Drugs News Perspective. 2005; 18(7): p. 445.451.

16 Trujillo J, Chirino Y, Molina E, Andérica A, EdiliaTapia , Pedraza
. J. Renoprotective effect of the antioxidant curcumin: Recent findings. Redox Biology. 2013; 1(1): p. 448-456.